P. Ver

ÉTATS VÉGÉTATIFS CHRONIQUES

ÉTATS VÉGÉTATIFS CHRONIQUES

Répercussions humaines
Aspects médicaux, juridiques et éthiques

Sous la direction de : F. TASSEAU
M.-H. BOUCAND
J.-R. LE GALL
P. VERSPIEREN

ÉDITIONS ÉCOLE NATIONALE DE LA SANTÉ PUBLIQUE

avenue du Pr Léon-Bernard
35043 Rennes Cedex

Ont participé à la rédaction de cet ouvrage :

François Blin	Chef du service de réanimation, Centre hospitalier de Gonesse, Val-d'Oise.
Marie-Hélène Boucand	Praticien hospitalier, chef du service de rééducation et réadaptation fonctionnelles – adultes, Hôpital Renée Sabran, Giens, Var.
Michel Etienne	Ancien chef de service de pédiatrie à l'Hôpital Saint-Camille, Bry-sur-Marne, Val-de-Marne ; membre du Département d'éthique biomédicale du Centre Sèvres, Paris.
Jean-Roger Le Gall	Professeur des Universités, chef du service de réanimation médicale, Hôpital Saint-Louis, Paris.
François Tasseau	Réanimateur, praticien hospitalier du Centre hospitalier régional de Nantes, Loire-Atlantique ; chef de service, secteur des traumatisés crâniens, Centre médical de l'Argentière, Aveize, Rhône.
Dominique Hildgen-Hémon	Infirmière en neuro-traumatologie, Centre hospitalier régional, Nantes.
Cécile Léau	Infirmière en réanimation polyvalente, Centre hospitalier régional, Nantes.
Stéphane Melot	Infirmier au Centre de l'Arche, Centre hospitalier spécialisé, La Milesse, Sarthe.
Jean Michaud	Conseiller à la Cour de Cassation, membre du Comité consultatif national d'éthique.
Jacques Mondain-Monval	Président de l'Union nationale des Associations de familles de traumatisés crâniens.
Marie-Louise Lamau	Professeur de théologie, directrice du Centre d'éthique médicale de la Fédération universitaire et polytechnique de Lille.
Patrick Verspieren	Directeur du Département d'éthique biomédicale du Centre Sèvres, Paris.

SOMMAIRE

Introduction

François Tasseau

Le développement des techniques de réanimation, depuis les années 1950, a permis de pallier des défaillances viscérales uniques ou multiples : le taux actuel de survie est souvent supérieur à 80 %. Parallèlement, les réanimateurs ont observé l'apparition de situations cliniques nouvelles et déroutantes. En 1959, Mollaret et Goulon ont forgé le terme de « coma dépassé ». En 1972, Jennett et Plum ont proposé, pour une autre condition, l'expression « Persistent Vegetative State ». Les progrès récents dans le domaine des greffes, et la nécessité de disposer d'organes, ont contribué à l'approfondissement d'une réflexion sur le concept de « coma dépassé ». Les critères ont été précisés, ils sont actuellement admis par tous, le vocabulaire a été réactualisé, et l'on parle désormais de mort cérébrale.

L'état végétatif chronique reste encore mal connu. En France les médias en parlent peu ou seulement à l'occasion d'expérimentations cliniques plus ou moins spectaculaires. Le langage utilisé est imprécis et prête volontiers à confusion.

Seule la littérature médicale rapporte l'existence, aux Etats-Unis, d'un débat juridique concernant les décisions à prendre sur les malades en état végétatif. Ce débat a été introduit en 1975 à propos du cas de la jeune Karen Ann Quinlan, en état végétatif à la suite d'une absorption d'alcool et de tranquillisants. L'objet de la discussion concernait alors l'arrêt de la ventilation artificielle.

Dans la pratique quotidienne, tous ceux qui côtoient un malade en état végétatif savent combien cette condition est déroutante. Les problèmes posés sont nombreux et complexes, à la fois médicaux, juridiques mais aussi épidémiologiques, économiques, psychologiques et finalement philosophiques.

Qu'est-ce que l'état végétatif sinon le comportement mystérieux d'un être humain que nous ne comprenons plus ? Qui est-il pour nous ? Que nous révèle-t-il de nous-mêmes ? Pourquoi les relations soignants-familles sont-elles si souvent difficiles ?

Toutes ces questions doivent être abordées si l'on veut élaborer une réflexion éthique sur les conduites à tenir vis-à-vis de ces malades. Dans cet esprit de complémentarité pluridisciplinaire, un groupe de recherche s'est constitué dans le cadre du Département d'éthique biomédicale du Centre Sèvres à Paris *. Composé de médecins – réanimateurs et rééducateur – d'infirmières, d'un juriste et de moralistes, il s'est fixé pour objectifs d'inventorier les problèmes posés, de les analyser – à la lumière de l'expérience de chacun et des données de la littérature – et de proposer quelques réflexions. Il ne s'agit pas d'imposer des conduites toutes faites mais plutôt d'aider ceux qui ont en charge de tels malades et qui doivent, devant chaque cas particulier, prendre des décisions pratiques.

Ce livre rapporte le travail de ce groupe. Il n'est pas exhaustif. Certaines situations n'ont pas été approfondies : par exemple, celle des malades végétatifs ayant un électro-encéphalogramme isoélectrique ; d'autres n'ont pas été abordées, c'est le cas de l'état végétatif chez l'enfant.

Beaucoup de travail reste à faire à propos des malades en état végétatif et la réflexion éthique va évoluer dans les années à venir. Actuellement les membres du groupe de recherche du Centre Sèvres souhaitent en priorité clarifier les données du débat, et en tout premier lieu préciser le vocabulaire utilisé afin qu'il ne donne plus lieu à des interprétations erronées.

Cet ouvrage atteindrait un de ses principaux objectifs s'il contribuait à cet effort de clarification.

* Institut privé d'enseignement supérieur de philosophie, de théologie et de sciences humaines.

1re PARTIE

ÉTAT VÉGÉTATIF,

ÉTAT VÉGÉTATIF CHRONIQUE

Les états végétatifs

François Tasseau

Constatant l'absence de dénomination précise permettant de désigner l'état de certains malades ayant survécu à une agression cérébrale sévère, Jennett et Plum (1) ont proposé en 1972, le terme état végétatif persistant (« Persistent Vegetative State »). Actuellement, cette expression est couramment utilisée, ce qui laisse penser qu'elle est suffisamment suggestive. Cependant le mot « persistant » est ambigu. Signifie-t-il que cet état se prolonge ou bien s'agit-il d'un état permanent, définitif ? Pour éviter cette ambiguïté, nous utiliserons dans ce chapitre le terme « état végétatif », qui ne préjuge pas la permanence, pour désigner les situations cliniques sur lesquelles Jennett et Plum ont voulu attirer l'attention.

ÉTAT VÉGÉTATIF : MODE ÉVOLUTIF POSSIBLE DU COMA

L'état végétatif représente l'un des modes évolutifs possibles du coma traumatique ou médical. Entre l'agression cérébrale responsable du coma et la confirmation d'un état végétatif il s'écoule un temps plus ou moins long – un à trois mois en moyenne – qui correspond en pratique au séjour en réanimation.

Le coma est défini, selon Jennett et Teasdale (2), par trois critères : absence d'ouverture des yeux, absence d'activité verbale et absence de réponse aux ordres. Il est parfois appelé par les auteurs anglo-saxons « sleep-like-coma ». L'objectif de la réanimation à ce stade est de limiter la souffrance cérébrale et de maîtriser les défaillances viscérales et les phénomènes vitaux qui lui sont associés tels que l'insuffisance respiratoire, les troubles hémodynamiques, les déséquilibres hydro-électrolytiques ou la dénutrition.

Différents systèmes de cotation sont proposés pour localiser et/ou apprécier la gravité des lésions cérébrales (3).

La classification en stades, fondée sur des observations cliniques et électro-encéphalographiques, tend actuellement à être abandonnée au profit des échelles et des scores.

Dans les échelles de dysfonctionnement neurologique, les signes sont regroupés dans le but de définir un niveau de souffrance lésionnelle. C'est le principe de la classification proposée dès 1961 par Dechaume et Jouvet (4) qui comporte l'étude de la perceptivité (exploration des mécanismes acquis au cours de l'apprentissage), de la réactivité aspécifique (réaction d'orientation et d'éveil), de la réactivité à la douleur (mimique et réponse motrice), et enfin de la réactivité végétative (modification du rythme respiratoire, cardiaque et du diamètre pupillaire). Plum et Posner (5) ont décrit à la suite plusieurs niveaux lésionnels : diencéphalique, mésencéphalo-protubérantiel haut, protubérantiel bas, bulbaire haut, bulbaire et mésencéphalique latéral. Les niveaux lésionnels les plus bas situés correspondent, bien sûr, aux situations cliniques les plus graves.

La cotation en scores consiste à attribuer à quelques signes cliniques une valeur numérique. Elle est surtout utile pour suivre l'évolution d'un coma et n'a aucun intérêt dans la localisation des lésions. Le score le plus connu est celui de Glasgow proposé en 1974 par Teasdale et Jennett (6). Il étudie l'ouverture des yeux, la meilleure réponse motrice et la meilleure réponse verbale. Un sujet normal a un score de 15. Un malade qui n'a pas d'ouverture des yeux, pas d'activité verbale et aucune réponse motrice a un score de 3.

Le score de Glasgow-Liège ajoute aux trois critères précédents l'étude de cinq réflexes dont l'intégration au niveau du tronc cérébral est étagée : réflexes fronto-orbiculaire, oculocéphalique ou oculo-vestibulaire vertical, photomoteur, oculocéphalique ou oculo-vestibulaire horizontal et oculocardiaque. Cette classification associe l'intérêt évolutif du score à l'intérêt localisateur des échelles de dysfonctionnement.

La phase de coma proprement dit dure en moyenne deux à trois semaines (7, 8), elle est parfois beaucoup plus courte. Elle prend fin lorsque réapparaissent des cycles veille/sommeil. Cela correspond, en pratique, à la réouverture des yeux, spontanément ou après stimulation.

A ce stade, il n'y a pas encore d'activité intra-psychique décelable et l'autonomie vitale est insuffisante pour autoriser le transfert en Rééducation fonctionnelle.

Une collaboration entre réanimateurs et rééducateurs est à ce moment très souhaitable pour mettre en œuvre sans retard des techniques visant à stimuler l'éveil, et préparer la prise en charge ultérieure en évitant de rompre la continuité des soins.

Pour favoriser l'éveil, deux grands objectifs doivent être atteints (9) :

– d'une part, la suppression de tous les éléments nociceptifs : immobilisation parfaite des foyers de fracture, d'où l'importance d'une ostéosynthèse précoce chez les comateux, prévention des escarres, mobilisations articulaires non traumatiques, suppression des traumatismes sonores inutiles, utilisation d'analgésiques pour la réalisation des soins les plus douloureux, ablation des sondes et cathéters...

– d'autre part, la stimulation sensorielle et sensitive en utilisant toutes les « entrées » possibles : visuelles, auditives, cutanées, gustatives voir même olfactives.

Les contraintes de la réanimation (intensité de la surveillance et des soins, isolement avec horaire de visite limité, environnement technique) ne sont pas propices à la mise en œuvre des techniques d'éveil, mais cela ne doit pas constituer un obstacle et il revient à l'équipe soignante d'adapter l'environnement aux besoins du malade.

Dès que l'autonomie vitale est suffisante, lorsque le malade n'a plus d'assistance respiratoire et qu'il peut être alimenté par voie orale, il est transféré en Rééducation fonctionnelle, où un environnement médicalisé et adapté permet d'intensifier l'éveil et où un bilan pourra être établi après quelques semaines d'observation.

Les éléments pris en compte pour évaluer le bilan, deux à trois mois après l'agression initiale, sont les suivants :

– l'état antérieur du malade,

– l'étude de l'activité motrice élémentaire et de la posture,

– l'étude analytique des fonctions supérieures (langage, mémoire, spatialisation, praxis),

– l'étude de l'autonomie comportementale (aptitude à l'initiation motrice, à programmer des activités complexes, équilibre entre intérêt/désintérêt, inhibition/désinhibition).

L'école de Glasgow (10) définit cinq modalités évolutives :

– bonne récupération : c'est le retour au niveau antérieur ou du moins la possibilité de mener une vie normale ;

– invalidité modérée : le malade a récupéré une autonomie pour la vie courante mais il garde des séquelles physiques ou mentales interdisant le retour au niveau fonctionnel antérieur ;

– invalidité sévère : il y a une récupération de certaines fonctions cognitives mais la dépendance est totale dans la vie quotidienne ;

– état végétatif : il est caractérisé par une apparence d'éveil sans signe de conscience cognitive ;

– absence de récupération avec persistance du coma jusqu'au décès.

Finalement, il apparaît que le diagnostic d'état végétatif ne peut être envisagé avant le 2e ou le 3e mois de l'évolution. En tout cas, il n'est pas raisonnable de l'envisager trop précocément si les techniques d'éveil mises en œuvre au mieux en Rééducation fonctionnelle n'ont pas été utilisées.

ÉTIOLOGIES

Deux catégories d'affections sont susceptibles d'évoluer vers l'état végétatif, les traumatismes crânio-encéphaliques et les comas d'origine médicale.

D'après les données de la littérature (11, 12, 13, 14), 2 à 5 % des traumatisés cranio-encéphaliques sévères évolueraient vers l'état végétatif *(tableau I)*.

Tableau I - *Etat végétatif (EV) et traumatisme cranio-encéphalique*

Auteurs	Année de l'étude	Nombre de malades	% EV
Becker et Coll.	1977	160	2
Levati et Coll.	1982	215	1,5
Berger et Coll.	1985	37	2
Martinez-Beniere	1985	148	5

En ce qui concerne les causes médicales, les principales données chiffrées ont été fournies par une enquête rapportée par Plum et Posner (5) portant sur le devenir de 500 malades comateux *(tableau 2)*.

Tableau 2 - *Etat végétatif (EV) et coma d'origine médicale (d'après Plum et Posner)*

Causes du coma	Nombre de malades	% EV à un mois
Hémorragie sous-arachnoïdienne	38	5
Autres affections vasculaires cérébrales	143	7
Hypoxie-ischémie	210	20
Encéphalopathie hépatique	51	2
Divers	58	10

L'hypoxie-ischémie est l'étiologie qui expose le plus fréquemment au risque de survenue de l'état végétatif quel qu'en soit le mécanisme : arrêt cardiaque, arrêt respiratoire, hypotension profonde, viennent ensuite les lésions vasculaires ischémiques et hémorragiques, des causes diverses, infectieuse, tumorale ou toxique, et l'encéphalopathie hépatique.

LE COMPORTEMENT VÉGÉTATIF

Une des principales caractéristiques du comportement végétatif – qui le différencie du coma – est l'existence de rythmes « nycthéméraux » avec alternance de phases où les yeux sont ouverts, ce qui donne une apparence d'éveil, et d'autres où les yeux sont fermés, évoquant le sommeil. Lorsque les yeux sont ouverts, on observe habituellement un clignement spontané des paupières, une motricité oculaire ainsi que divers mouvements du visage à type de bâillement, de mâchonnement ou de grincement de dents. La déglutition est parfois possible, plus volontiers pour les aliments solides que liquides.

Les membres et le tronc sont le siège d'une hypertonie pyramidale qui favorise les rétractions tendineuses et la survenue d'escarres. Sur ce fond d'hypertonie généralisée la motricité est pauvre, réduite à quelques mouvements stéréotypés ou réflexes, en extension ou en flexion. Elle n'est jamais finalisée et il faut se méfier de certains mouvements des mains qui peuvent être interprétés par l'observateur non averti comme des mouvements de serrement volontaire.

Les principales fonctions du tronc cérébral sont conservées, ce qui assure une autonomie vitale encore appelée « autonomie végétative ». Cependant la réactivité végétative est toujours disproportionnée par rapport à l'intensité des stimulations.

Cela se traduit par des accès sudoraux, des accès de toux, des poussées hypertensives et des épisodes de tachycardie déclenchés à l'occasion des soins, en particulier des soins respiratoires.

Cet état ne s'accompagne d'aucune manifestation des fonctions supérieures. Le malade ne parle pas, il n'exécute pas les ordres, même les plus simples, il ne répond jamais de manière adaptée aux différentes stimulations, il n'a aucune activité gestuelle coordonnée et finalisée.

L'observation attentive et répétée du malade végétatif permet de conclure qu'il a perdu toute possibilité de communiquer avec son environnement. Les messages qui lui sont transmis n'entraînent aucune réponse reconnaissable et, inversement, son comportement végétatif ne fournit aucun renseignement sur l'état de sa vie intrapsychique.

Pour affirmer cette absence de communication, il est impératif de répéter l'examen clinique pendant un temps suffisamment long (plusieurs semaines) en prenant en compte le maximum d'informations. En effet, le risque est de méconnaître une ébauche de communication. C'est parfois un membre de l'équipe soignante – aide-soignante, infirmière, kinésithérapeute – ou de la famille, qui a cru observer une attitude ou un geste du malade survenu de manière adaptée en réponse à une stimulation précise. S'agit-il d'une interprétation ou d'une réalité ? Seule une observation rigoureuse permet de conclure. Si cette ébauche de communication se confirme le malade n'est pas en état végétatif.

LES EXAMENS COMPLÉMENTAIRES

Le diagnostic d'état végétatif est clinique. Les examens complémentaires pratiqués pendant la phase de coma avaient pour objectif d'évaluer la nature, la topographie et l'évolution des lésions cérébrales. Au décours du coma, lorsque l'état végétatif est suspecté, la répétition de ces examens a peu d'intérêt car aucune des anomalies constatées n'est spécifique de cet état.

L'aspect électro-encéphalographique n'est pas univoque (15). Il est habituel d'observer un ralentissement diffus du rythme de base associé à une absence de réactivité lors des stimulations extérieures et à une déstructuration de l'organisation cyclique normale veille/sommeil – que l'on met en évidence par des enregistrements de longue durée. Il faut remarquer que l'interprétation des tracés est souvent gênée par une intense activité parasite d'origine musculaire liée à la contracture généralisée caractéristique de l'état végétatif. Dans quelques cas, le tracé est asymétrique ou entrecoupé d'activités paroxystiques plus ou moins localisées.

Certains auteurs ont relaté des observations où l'électro-encéphalogramme était « isoélectrique » – en permanence ou transitoirement. Danzé (16) a étudié l'évolution électro-encéphalographique de dix malades en état végétatif depuis plusieurs années, à la suite d'un traumatisme crânien ou d'une anoxie cérébrale. Dans deux cas, il a observé une stabilité des tracés tandis que chez les autres malades l'aspect se modifiait au cours de l'évolution avec des périodes d'amélioration ou d'aggravation prenant parfois un aspect « isoélectrique » de manière transitoire. Il est important de remarquer que les modifications électro-encéphalographiques ne se sont jamais accompagnées de changement dans l'état clinique du malade.

Plus récemment, l'étude des potentiels évoqués est venue compléter l'analyse des perturbations de l'activité électrique cérébrale chez les comateux. Cette technique consiste à enregistrer les modifications électriques survenant après application d'une stimulation sensorielle. Les renseignements fournis par la courbe sont au nombre de trois :

– intégrité des structures neurologiques mises en jeu,
– mesure des vitesses de conduction à l'intérieur du système nerveux central,
– fonctionnement du récepteur sensoriel activé.

Les potentiels évoqués habituellement enregistrés sont auditifs (PEA), visuels (PEV), ou somesthésiques (PES). Peu de travaux ont été réalisés chez les malades en état végétatif. Les résultats publiés par Hansotia et Danzé (15, 16) confirment l'atteinte préférentielle des régions corticales et cortico-sous-corticales ainsi que l'intégrité habituelle des structures du tronc cérébral.

Parmi les techniques d'imagerie médicale, la tomodensitométrie céphalique est la plus facile à mettre en œuvre. On constate l'existence de lésions diffuses non systématisées s'accompagnant d'une grande atrophie corticale avec dilatation ventriculaire généralement passive. Ces lésions apparaissent quelques semaines après l'agression initiale. L'évolution tomodensitométrique ne se fait jamais vers l'amélioration (16, 8).

A notre connaissance, l'intérêt de la résonnance magnétique nucléaire n'a pas encore été évalué dans l'état végétatif.

D'après Ingvar, dans l'anoxie, le débit sanguin cérébral est diminué ainsi que la consommation d'oxygène du cerveau (17). La tomographie d'émission de positons (PET) a confirmé ces résultats. Il s'agit d'une technique récente – très coûteuse – qui permet d'exprimer de manière quantitative la consommation régionale de glucose et d'oxygène, au niveau cérébral, ainsi que le débit sanguin. Par cette technique, Levy a mis en évidence, chez sept malades en état végétatif à la suite d'une anoxie ou d'un traumatisme, une réduction d'environ 60 % de la consommation cérébrale de glucose et de 50 % du débit sanguin cortical (18).

Tous ces résultats confirment la gravité de l'atteinte encéphalique et la persistance de lésions séquellaires, mais aucun n'est spécifique de l'état végétatif. Ceci souligne à nouveau l'importance de l'observation clinique sur laquelle va reposer l'affirmation diagnostique.

DIAGNOSTIC DIFFÉRENTIEL ET AUTRES DÉNOMINATIONS

Un syndrome neurologique grave, le locked-in syndrome, ne doit pas être confondu avec l'état végétatif. Encore appelé « syndrome de verrouillage », il correspond à une atteinte organique, le plus souvent d'origine vasculaire, du tronc cérébral dans sa partie haute. Les malades ont une paralysie des quatre membres et des dernières paires crâniennes. A la différence des malades végétatifs, l'examen neurologique montre que les fonctions supérieures sont partiellement ou totalement conservées. Il est possible de communiquer avec le patient en établissant un code à partir de certains mouvements oculaires.

Dans la littérature, plusieurs dénominations ont été proposées pour désigner l'état des malades décrits par Jennett et Plum. Ces dénominations correspondent à des situations cliniques et/ou paracliniques particulières. Certaines désignent en fait des états voisins (par exemple « mutisme akinétique »), et d'autres des états analogues (par exemple, « état apallique » ou « mort néo-corticale »).

La description du « mutisme akinétique » a été faite par Cairns en 1941 à propos d'une adolescente présentant un craniopharyngiome kystique comprimant les parois du IIIe ventricule. Cet état peut être transitoire. Il est caractérisé par une immobilité, un mutisme et la présence de cycles veille/sommeil. La motricité bucco-laryngo-faciale est absente, celle des membres est très faible et n'a pas l'aspect stéréotypé observé chez les malades décrits par Jennett et Plum. Par ailleurs, l'existence de mouvements de poursuite oculaire confère une certaine « promesse de langage » qui ne permet pas d'affirmer l'absence de toute possibilité de communication, de sorte que le mutisme akinétique doit être considéré comme un état voisin et non identique à celui d'état végétatif.

En 1940, Kretschner a proposé le terme « état apallique » pour décrire le comportement de patients présentant des lésions dégénératives bilatérales et diffuses du cortex cérébral à la suite d'une anoxie ou d'une encéphalite. Ultérieurement, Ingvar (17) a justifié la signification de ce terme en étudiant huit malades ayant souffert de lésions anoxiques sévères après un arrêt cardiaque ou une asphyxie. Chez tous les malades l'épisode anoxique a d'abord entrainé un coma profond. En quelques jours, certains réflexes du tronc cérébral et une respiration spontanée sont réapparus.

Au décours de la phase initiale, les malades étaient éveillables (« arousable ») mais présentaient une perte complète de toutes les fonctions supérieures (langage, activité motrice volontaire, réaction émotionnelle, activité mnésique).

Les enregistrements électro-encéphalographiques étaient dans tous les cas très perturbés avec chez quelques malades un aspect isoélectrique. Le débit sanguin cérébral, mesuré chez six patients, a montré des valeurs très basses, environ 20 % de la normale. Après le décès des malades (survenu pour 2 d'entre eux après 8 ans et 17 ans de survie), l'autopsie du cerveau a constamment mis en évidence des lésions anoxiques étendues du cortex et l'intégrité des structures du tronc cérébral.

Pour Ingvar, le terme état apallique, fondé sur des constatations anatomopathologiques, ne doit pas être étendu à l'ensemble des malades végétatifs mais uniquement à ceux présentant une « destruction irréversible totale ou presque totale du cortex cérébral » telle qu'on peut l'observer après une anoxie prolongée. Pour les malades végétatifs à la suite d'un traumatisme cranio-encéphalique Ingvar suggère d'utiliser les termes « dyspallic » ou « incomplete apallic syndrome » car les lésions neuropathologiques n'intéressent pas préférentiellement le cortex cérébral mais sont également disséminées dans la substance blanche et les autres structures sous-corticales.

D'un point de vue pratique, Plum et Posner (5) ont souligné la difficulté d'apprécier « l'étendue des dégâts cérébraux du vivant des malades » ce qui explique, selon eux, que le terme état apallique soit finalement peu utilisé.

En 1971, Brierley (19) a appelé « Neocortical Death » l'état de deux malades ayant survécu cinq mois à un arrêt circulatoire. Au décours de la phase aiguë, le comportement des malades était végétatif. Brierley a proposé le terme « mort néocorticale » car les enregistrements électroencéphalographiques sont restés isoélectriques pendant toute la durée de l'évolution et l'autopsie a confirmé dans les deux cas le siège cortical des lésions sous forme d'une nécrose laminaire intéressant surtout les lobes pariétaux et occipitaux.

La dénomination « neocortical death » en soulevant la question des critères de la mort, introduit un risque de confusion. En effet, elle ne doit pas être confondue avec le concept de mort cérébrale tel qu'il a été défini par Mollaret et Goulon (20) en 1959 sous le terme de coma dépassé. La mort cérébrale correspond à la destruction irréversible de l'ensemble du contenu de la boîte crânienne, hémisphère et tronc cérébral. Ce sont les techniques de réanimation qui permettent d'assurer, pendant quelques heures, voire quelques jours au maximum, la perfusion des organes dans l'attente d'un prélèvement.

L'analyse de la terminologie proposée pour désigner l'état végétatif montre bien la diversité des situations cliniques, physiopathologiques et anatomopathologiques rencontrées. L'utilisation d'une expression ne peut se faire qu'en se référant à sa description initiale. Dans ce contexte le diagnostic d'état végétatif doit être posé avec prudence après un délai d'observation suffisamment long permettant notamment de vérifier l'absence d'amélioration après la mise en œuvre de techniques visant à stimuler l'éveil. Cette prudence est nécessaire si l'on veut minimiser le risque d'appeler végétatifs des malades ayant encore une certaine possibilité de communiquer avec leur environnement.

BIBLIOGRAPHIE

1. Jennett B., Plum F., Persistent vegetative state after brain damage. A syndrome in search of a name, *Lancet* 1972, *1*, 734-737.
2. Jennett B., Teasdale G., Aspect of coma after severe head injury, *Lancet* 1977, *1*, 878-881.
3. Nouailhat F., Etude critique des indices de souffrance cérébrale et de leurs systèmes d'évaluation, *in* : *Les comas. Monographie de la Société de réanimation de langue française,* Expansion scientifique française, Paris,1986, 213-239.
4. Dechaume J., Jouvet M., Etude sémiologique des troubles prolongés de la conscience. Ses bases physiopathologiques, *Lyon Médical* 1960, *21*, 1401-1420.
5. Plum F., Posner J.B., *Diagnostic de la stupeur et des comas*, Masson, Paris, 1983, 2e édition.
6. Teasdale G., Jennett B., Assessment of coma and impaired consciousness. A practical scale, *Lancet* 1974, *2*, 81-84.
7. Dougherty J., Rawlinson D., Levy D. *et al.*, Hypoxic-ischemic brain injury and the vegetative state : clinical and neuropathologic correlation, *Neurology* 1981, *31*, 991-997.
8. Goulon M., Hauw J.J., Vercken J.B. *et al.*, Encéphalopathie anoxique après inefficacité cardiocirculatoire, *in* : *Les comas*, *op. cit.*, 37-64.
9. Mathé J.F., Les techniques d'éveil ? Pourquoi ? Comment ? Pour qui ? *Réadaptation* 1985, *323*, 7-9.
10. Jennett B., Bond M., Assessment of outcome after severe brain damage. A practical scale, *Lancet*

1975, *1*, 480-484.
11. Becker D.P., Miller D., Ward J.D. *et al.*, The outcome from severe head injury with early diagnosis and intensive management, *J. Neurosurg.* 1977, *47*, 491-502.
12. Levati A., Farina M.L., Vecchi G. *et al.*, Prognosis of severe head injuries, *J. Neurosurg.* 1982, *57*, 779-783.
13. Berger M.S., Pitts L.H., Lovely M. *et al.*, Outcome of severe head injury in children and adolescents, *J. Neurosurg.* 1985, *62*, 194-199.
14. Beniere F., *Etude statistique du devenir socio-professionnel de 148 comas traumatiques graves suivis à l'hôpital Henri Gabrielle de 1969 à 1983. Evaluation des coûts.* Thèse, Lyon III, 1985.
15. Hansotia P.L., Persistent vegetative state. Review and report of electrodiagnostic studies in eight cases. *Arch. Neurol.* 1985, *42* (11), 1048-1052.
16. Danzé F., Jud. R., Rosa A. *et al.*, Etude clinique, électro-physiologique et tomodensitométrique de dix cas d'état végétatif chronique, *Agressologie* 1986, *27* (11), 933-944.
17. Ingvar D., Brun A., Johansson L. *et al.*, Survival after severe cerebral anoxia with destruction of the cerebral cortex : the apallic syndrome, *Ann. N. Y. Acad. Sci.* 1978, *315*, 184-214.
18. Levy D.E., Sidtis J.J., Rottenberg D.A. *et al.*, Differences in cerebral blood flow and glucose utilization in vegetative versus locked-in patients, *Ann. Neurol.* 1987, *22*, 673-682.
19. Brierley J., Graham D., Adams J. *et al.*, Neocortical death after cardiac arrest. A clinical, neurophysiological and neuropathological report of two cases, *Lancet* 1971, *2*, 560-565.
20. Mollaret P., Goulon M., Le coma dépassé, *Revue neurologique* 1959, *101* (1), 3-15.

Le devenir des patients en état végétatif

Marie-Hélène Boucand

L'importance du cadre nosologique et des critères cliniques diagnostiques qui permettent d'affirmer l'état végétatif a été soulignée lors de la description clinique. Les diagnostics différentiels et leurs pièges cliniques ont également été évoqués, soulignant la nécessité que l'examen soit effectué par un spécialiste compétent, habitué à ce type de malade.

Le diagnostic posé, l'étape ultérieure est celle de définir le pronostic de cet état végétatif et les critères de son irréversibilité. Nous aborderons dans un premier temps les conséquences implicites secondaires au diagnostic d'état végétatif, puis à la lumière de la littérature internationale, nous essaierons de préciser les critères d'irréversibilité et le devenir des patients en état végétatif.

LES CONSÉQUENCES IMPLICITES SECONDAIRES AU DIAGNOSTIC D'ÉTAT VÉGÉTATIF

Le passage en état végétatif se fait le plus souvent lors du séjour en réanimation, dans un délai moyen de 15 à 35 jours dans l'expérience de Goulon (1). Selon le type de service de réanimation, l'apparition de l'état végétatif se fait malgré une période de stimulation sensorielle, ou bien sans que celle-ci ait pu avoir lieu.

Le diagnostic d'état végétatif a des conséquences sur la prise en charge du patient. En effet les services de rééducation ne sont pas en nombre suffisant pour accueillir à la phase initiale tous les patients en éveil de coma ou en état végétatif. Il faut souvent faire le choix de l'admission pour tel ou tel malade selon son état clinique et son niveau d'éveil. Certains services prennent difficilement un malade en état végétatif au pronostic réservé et inconnu alors qu'il y a d'autres malades qui commencent à répondre aux ordres simples, en attente de place et pour qui il est urgent de proposer une prise en charge spécialisée en milieu de rééducation. Le manque de lits impose des choix et ceci pose des problèmes éthiques et sociaux. Certains services de réanimation mutent parfois directement le patient en service de médecine ou de long séjour, sans passer par une demande en service de rééducation, sachant qu'il n'y aura pas de place.

Ceci traduit le désinvestissement de l'équipe soignante face au patient pour lequel le diagnostic d'état végétatif a été posé. Ceci signifie aussi la confusion implicite entre état végétatif et état végétatif persistant ou chronique, c'est-à-dire irréversible.

En réponse à la question de l'irréversibilité, la lecture de la littérature précise la notion d'état végétatif transitoire d'évolution plus ou moins favorable et ce d'autant que sa durée est plus courte (2). Quelques observations exceptionnelles font part d'une récupération très tardive au-delà d'un an d'évolution. La notion d'irréversibilité implique que ce n'est qu'au stade d'état végétatif chronique que l'on est en droit de se poser les questions éthiques ultérieurement abordées dans cet ouvrage.

LA REVUE DE LA LITTÉRATURE

Le diagnostic de l'état végétatif

La définition de l'état végétatif fait référence à l'article princeps de Jennett et Plum (3) en 1972 qui utilisent dès cette première description clinique le terme « d'état végétatif persistant », sans préciser à partir de quel délai l'état est permanent. Le tableau clinique de l'état végétatif est précis et se différencie bien du mutisme akinétique de Cairns (4), du locked-in syndrome, du coma, de l'hypersomnie (5). Cependant l'examen clinique doit être attentif, répété, filmé si besoin pour avoir le maximum de recul objectif quant aux ébauches de réponses. « A l'évidence, il est impossible d'apprécier l'état psychologique d'un sujet qui n'a plus aucun moyen moteur pour exprimer une réponse et pour communiquer un état de conscience. En face d'une inertie totale de la motricité, il vient naturellement à l'esprit l'idée que le sujet est inconscient. Mais ceci n'est nullement assuré. (6) ». A propos d'une patiente qui présente des troubles de la conscience et un mutisme akinétique, Lhermitte souligne l'*exigence de l'examen clinique* d'un sujet apparemment inconscient ou non communicatif, à la recherche de la moindre expression motrice qui lui permettrait d'entrer en relation et qui peut échapper à un examinateur non averti.

Les données de l'examen clinique et le cadre nosologique de l'état végétatif sont stricts et l'on doit – si l'on veut parler le même langage – s'y tenir. Ceci permet alors de différencier formellement l'état clinique de sujets en état de démence, rejetant la conception de Walshe (7) qui propose d'étendre la notion d'état végétatif à de tels patients.

Le diagnostic des états végétatifs est étayé par des critères paracliniques : électro-encéphalogramme lent ou isoélectrique, aréactif (8, 9, 10, 11) ; potentiels évoqués le plus souvent normaux en ce qui concerne les réponses du tronc cérébral avec altérations des réponses corticales (12, 13) ; scanner et résonance magnétique nucléaire avec apparition progressive d'une atrophie cortico-sous-corticale et d'une hydrocéphalie (14). Le débit sanguin cérébral pratiqué chez des patients qui présentent un état apallique est effondré jusqu'à 20 % des valeurs normales (15). Au total, ces examens paracliniques confirment l'atteinte des structures supérieures et l'intégrité du tronc cérébral, ce que confirment les études anatomo-pathologiques (16).

Le diagnostic d'état végétatif est principalement clinique. Aucun des arguments paracliniques n'est à lui seul pathognomonique. Il semble, pour certains auteurs, que ces critères du diagnostic ne soient pas suffisamment précis (17, 18). Ceci pourrait expliquer, pour ces auteurs, certaines récupérations spectaculaires d'état végétatif qui en fait n'en étaient pas véritablement.

Cependant si le diagnostic d'état végétatif est posé, avec la rigueur nécessaire, il est important d'en considérer l'évolution et le pronostic.

Evolution et pronostic

Le pronostic global de l'état végétatif est péjoratif et les séquelles lourdes. Le devenir des patients en état végétatif n'est pas univoque. Du décès – souvent précoce – à la survie sans amélioration, apparaît la possibilité d'une évolution intermédiaire consistant en un état végétatif transitoire et réversible, avec séquelles et handicap sévère (19).

La majorité des malades ont *une survie très limitée*. Pour Higashi (20), sur 110 patients en état végétatif (d'origine traumatique et non traumatique) pendant une durée de plus de 3 mois, 41 % sont décédés à 1 an, 65 % à 3 ans, 73 % à 5 ans ; pour Levy (21), sur 25 patients en état végétatif 1 mois après l'accident causal initial (d'origine non traumatique), 18 sont décédés après 1 an d'évolution (72 %). Les causes du décès sont souvent intercurrentes au tableau neurologique et viennent compliquer et aggraver le pronostic (22). La fréquence des décès est plus importante dans les étiologies anoxiques que cérébrales (20).

Pour la plupart des auteurs, l'état végétatif peut être un *état transitoire*. Braakmann (23) rapporte une étude concernant 140 patients en état végétatif après traumatisme crânien grave avec coma. 59 d'entre eux récupèrent leur conscience entre 1 et 12 mois, et 14 deviennent indépendants (tous âgés de moins de 40 ans lors du traumatisme), aucun ne récupère complètement.

Levy (21, 24) conçoit la possibilité de l'état végétatif transitoire comme un stade très bref d'évolution : un tiers des patients en état végétatif le premier jour récupèrent une autonomie dans l'année ; si l'état végétatif persiste une semaine ou plus, les chances de récupération (handicap modéré ou bonne récupération) avoisinent 7 % ; sur 23 patients survivant à 1 mois, 3 récupèrent la conscience.

Higashi (20, 25) confirme l'hypothèse d'un état végétatif transitoire pour 12 de ses 110 patients en état végétatif qu'il suit sur une période de 5 ans. Ce suivi permet de noter que 3 de ces « récupérations » reviennent, dans leur évolution, au stade d'état végétatif (sans que soient indiquées la durée de la récupération, ni les causes de la ré-aggravation).

La récupération correspond alors à une *suspension transitoire de l'état végétatif*. C'est cette même évolution que note avec précision Danzé (26) à propos de 3 des 10 cas d'état végétatif qu'il rapporte : « Nous avons eu la surprise de trouver effectivement dans trois cas une suspension transitoire de l'état végétatif. Au plan clinique, les patients pouvaient alors exécuter, de façon particulièrement fluctuante et limitée, quelques ordres très simples, essentiellement au niveau des yeux et du rachis cervical. Au plan comportemental, on pouvait également noter d'autres activités, d'interprétation toutefois plus discutable. Il s'agissait de mouvements de fixation ou de poursuite du regard qui, bien entendu, sont très subjectifs, parfois d'agitation et de gémissements, en particulier lors des soins. On pouvait remarquer enfin, pendant ces périodes, des réactions d'évitement de faible amplitude lors des stimulations douloureuses. Dans les trois cas cependant, les signes plus ou moins clairs d'une activité mentale disparurent au bout de quelques mois et l'état végétatif se maintint ensuite de façon stable pendant plusieurs années. »

Il apparaît donc clairement – à la lumière de la littérature – que le diagnostic d'état végétatif peut définir un état transitoire.

Nous avons cherché à colliger les observations de la littérature faisant état de *récupérations tardives après un an d'évolution en état végétatif*. Nous avons éliminé les publications de récupérations tardives de coma telles que celle de Tanhehco (27) ou celle de May et Kaelbling (28), considérées par certains comme la récupération tardive d'un état végétatif, alors que la description clinique princeps du malade est celle d'un coma prolongé. Au total, seules trois observations peuvent être retenues :

Higashi (20) rapporte l'observation d'une femme de 61 ans qui est en état végétatif depuis 3 ans suite à une hémorragie sous-arachnoïdienne. Elle devient progressivement sensible au monde extérieur et dans les 4 ans qui suivent devient éveillée et bien orientée. Elle récupère une communication verbale, peut lire et manger seule. Le handicap moteur reste majeur, et le stade séquellaire est celui de handicap sévère.

Rosenberg (29) rapporte, quant à lui, l'observation d'un homme de 43 ans victime d'un arrêt cardiaque avec coma anoxique. Dans les suites immédiates, complications métaboliques et hémorragie rétro-péritonéale par hypo-coagulabilité. Au 10e jour, électro-encéphalogramme très lent avec ondes delta et théta plus marquées à gauche. Le patient ne présente aucune réactivité aux stimuli nociceptifs. A la troisième semaine l'examen neurologique est inchangé. Au 6e mois, le patient présente des mouvements conjugués des yeux sans mouvement de poursuite. Il grimace lors des stimuli douloureux. Il existe une hypertonie avec réaction de décortication. Le patient est en état végétatif. Dix-sept mois après l'arrêt cardiaque, les infirmières notent que le patient essaie de parler. Au 21e mois, il peut bouger sa main droite pour essayer de s'alimenter seul, les autres membres sont toujours paralysés. Au 24e mois, il peut mouvoir ses doigts de la main droite de façon analytique, il a un début de contrôle des membres inférieurs. L'évaluation neuro-psychologique montre une bonne orientation dans le temps et l'espace, une lacune mnésique de 6 mois. Les tests de mémoire montrent une importante détérioration qui prédomine sur la concentration, la mémoire récente et l'apprentissage. Il peut dénommer les parties de son corps, et des objets simples, ainsi que des lettres présentées de façon isolée ; mais il ne peut pas lire. Il est capable de raconter une histoire. Le quotient intellectuel est de 100. Au scanner il existe une atrophie cortico-sous-corticale diffuse avec hydrocéphalie. L'évolution de ce patient reste limitée au stade de handicap sévère.

Arts (30) illustre de façon précise l'observation d'une jeune fille de 18 ans qui après un coma post-traumatique (hémorragie sous-arachnoïdienne et contusions bi-frontales) entre en état végétatif à la seconde semaine de son évolution. Au 16e mois, elle tourne la tête en réponse aux stimuli visuels et auditifs. Au 30e mois, elle lève le membre supérieur gauche et incline la tête. L'évolution jusqu'à la 6e année permet de noter une bonne compréhension, un intérêt important à l'environnement et la capacité d'établir des liens relationels. Il existe une dysphonie qui limite beaucoup l'expression orale. Les troubles de la mémoire sont importants, la motricité est très limitée par les rétractions tendineuses et la spasticité, le handicap reste sévère.

Affirmation de la chronicité

Au terme des différents modes évolutifs ci-dessus étudiés, la personne en état végétatif peut *survivre de nombreuses années*. Sur 110 états végétatifs, Higashi (25) retrouve un quart de survivants en état végétatif chronique après 3 ans, 4 des 110 survivants l'étant encore après 10 ans d'évolution. Le délai de survie peut être encore beaucoup plus long (31). Cranford (32) rapporte l'observation d'une jeune femme qui a vécu plus de 37 ans en état végétatif dans les suites d'une anoxie survenue lors d'une appendicectomie pratiquée à l'âge de 6 ans. Il s'agit donc alors d'un état végétatif que l'on peut qualifier de *chronique et irréversible*.

Le délai évolutif – facteur prédominant dans la notion d'irréversibilité – est très diversement apprécié selon les auteurs : 2 semaines pour Hansiota (33), 1 mois pour Goulon (1), 2 mois pour Higashi (25), entre 1 et 3 mois pour l'Académie américaine de neurologie (34), 3 mois pour Nouailhat (35), 1 an pour Bricolo (36).

Les conclusions du groupe de travail du Centre Sèvres sur les états végétatifs sont que *le délai raisonnable* qui devrait être retenu *avoisine 1 an* et que ce n'est qu'après ce délai qu'il est licite de parler d'état végétatif chronique et irréversible. Ce critère temps est le critère principal de l'irréversibilité, qui doit être affirmée avec grande prudence. Ce délai peut être inférieur à 1an si différents facteurs péjoratifs s'associent : l'étiologie anoxique (21, 24), l'importance des lésions scanographiques (hydrocéphalie précoce avec atrophie, 14), l'électro-encéphalogramme isoélectrique (8, 9, 10, 11), l'âge avancé du patient (23).

CONCLUSION

Au total, il nous apparaît que le diagnostic d'état végétatif doit être porté avec extrême prudence et exigence. Son irréversiblité ne devrait être admise que sur les critères discutés précédemment. Jusqu'à cette échéance, les techniques de stimulation et d'éveil devraient être proposées ou enseignées pour qu'elles soient réalisées soit par les équipes de soins (réanimation, rééducation ou service de médecine), soit, beaucoup plus exceptionnellement, par la famille.

L'insuffisance du nombre de structures d'accueil pour ces patients est un problème de politique de la santé et nous concerne tous, tant à la phase initiale (service de rééducation spécialisée) qu'à la phase tardive (service d'accueil au long cours).

La prise en charge de ces patients a de lourdes conséquences :

– humaines, réalisant un véritable « cataclysme » au sein de la constellation familiale du patient,
– hospitalières avec une charge de soins importante (37),
– économiques retentissant sur le coût de la santé publique (38).

La survenue d'un état végétatif chronique est la source d'une grande souffrance et pose des questions fondamentales éthiques concernant la personne humaine, sa dignité, sa prise en charge. Ces questions – ultérieurement abordées dans cet ouvrage – ne peuvent être posées qu'après avoir pu affirmer l'irréversibilité de l'état végétatif devenu alors état végétatif chronique.

BIBLIOGRAPHIE

1. Goulon M., Hauw J.J., Vercken J.B. *et al.*, Encéphalopathie anoxique après inefficacité cardio-circulatoire, *in* : *Les comas. Monographie de la Société de réanimation de langue française*, Expansion scientifique française, Paris, 1986, 37-64.
2. Shuttleworth E., Recovery to social and economic independance from prolonged post anoxic vegetative state, *Neurology* 1983, *33*, 372-374.
3. Jennett B., Plum F., Persistent vegetative state after brain damage. A syndrome in search of a name, *Lancet* 1972, *1*, 734-737.
4. Cairns H. Oldfield R.C., Pennybacker J.B., Akinetic mutism with an epidermoid cyst of the 3rd ventricle, *Brain* 1941, *64*, 273-290.
5. Posner J.B., Coma and other state of consciousness : the differential diagnosis of brain death, *Ann. N. Y. Acad. Sci.* 1978, *315*, 215-227.
6. Lhermitte F., Gautier J.C., Marteau R., Troubles de la conscience et mutisme akinétique, *Revue neurol.* 1963, *109*, 2, 115-131.
7. Walshe T.M., Leonard C., Persistent vegetative state. Extension of the syndrome to include chronic disorders, *Arch. neurol.* 1985, *42,* 1045-1047.
8. Brierley J., Graham D., Adams J. *et al.*, Neocortical death after cardiac arrest. A clinical, neurophysiological and neuropathological report of two cases, *Lancet* 1971, *2*, 560-565.
9. Ingvar D., Brun A., Johansson L. *et al.*, Survival after severe cerebral anoxia with destruction of the cerebral cortex : the apallic syndrome, *Ann. N. Y. Acad. Sci.* 1978, *315*, 184-214.
10. Kummerlen C., Hasselman M., Lutun Ph., Etat végétatif chronique avec EEG iso-électrique. A propos de 4 observations, *Réan. Soins intens. Méd. Urg.* 1988, *4* (6), 392.
11. Biniek R., Ferbert A., Rimpel J. *et al.*, The complete apallic syndrome – a case report, *Intensive Care Med.* 1989, *15*, 212-215.
12. Newlon P.S., Greenberg R.P., Hyatt M.S., The dynamics of neuronal dysfunction and recovery following severe head injury assessed with serial multimodality evoked potentials, *J. Neurosurg.* 1982, *57*, 168-177.
13. Papanicolaou A.C., Loring D.W., Eisenberg H.M., Auditory brain stem evoked responses in comatose head injured patients, *Neurosurgery* 1986, *18*, 2, 173-175.
14. Sichez J.P., Sichez-Auclair N., Danzé F. *et al.*, Prédiction du devenir fonctionnel dans les lésions encéphaliques diffuses post-traumatiques : valeur de l'étude de la taille ventriculaire à 2 mois. 150 cas, *in* : *Evolution des comas traumatiques prolongés. Actes du 6e symposium des hôpitaux de Berck*, 1987, 17-21.
15. Ingvar D.H., Cerebral blood flow and metabolism in complete apallic syndromes, in states of severe dementia and in akinetic mutism. *Acta. Neurol. Scandinav.* 1973, *49*, 233-244.
16. Dougherty J.H., Rawlinson D.G., Levy D.E. *et al.*, Hypoxic ischemic brain injury and the vegetative state : clinical and neuropathologic correlation, *Neurology* 1981, *31* (8), 991-997.
17. Berrol S., Considerations for management of the persistent vegetative state, *Arch. Phys. Med. Rehabil.* 1986, *67*, 283-285.
18. Thomasma D.C., Brumlik J., Ethical issues in the treatment of patients with remitting vegetative state, *Am. J. Med.* 1984, *77*, 373-377.

19. Jennett B., Bond M., Assessment of outcome after severe brain damage. A practical scal, *Lancet* 1975, *1*, 480-484.
20. Higashi K., Hatano M., Abiko S. *et al.*, Five years follow up study of patients with persistent vegetative state, *J. Neurol. Neurosurg. Psychiatry* 1981, *44*, 552-554.
21. Levy D.E., Bates D., Caronna J.J. *et al.*, Prognosis in non traumatic coma, *Annals of Internal Medecine* 1981, 94 (3), 293-301.
22. Jennett B., Teasdale G., Braakman R. *et al.*, Predicting outcome in individual patients after severe head injury, *Lancet* 1976, *1*, 1031-1034.
23. Braakman R., Jennett W.B., Minderhoud J.M., Prognosis of the post-traumatic vegetative state, *Acta. neurochir.* (Wien) 1988, *95*, 49-52.
24. Levy D.E., Knill Jones R.P., Plum F., The vegetative state and its prognosis following non traumatic coma, *Ann. N. Y. Acad. Sci.* 1978, *315*, 293-306.
25. Higashi K., Sakata Y., Hatano M. *et al.*, Epidemiological studies on patients with a persistent vegetative state, *J. Neurol. Neurosurg. Psychiatry*, 1977, *40*, 876-885.
26. Danzé F., Jud. R., Rosa A. *et al.*, Etude clinique, électro-physiologique et tomodensitométrique de dix cas d'état végétatif chronique, *Agressologie* 1986, *27* (11), 933-944.
27. Tanhehco J., Kaplan P.E., Physical and surgical rehabilitation of patient after 6-year coma, *Arch. Phys. Med. Rehabil.* 1982, January, *63*, 36-38.
28. May P.G., Kaelbling R., Coma of over a year's duration with favourable outcome, *Dis. Nerv. Syst.* 1968, Dec., 837-840.
29. Rosenberg G.A., Johnson S.F., Brenner R.P., Recovery of cognition after prolonged vegetative state, *Ann. Neurol.* 1977, *2*, 167-168.
30. Arts W.F.M., Van Dongen H.R., Van Hof-Van Duin J. *et al.*, Unexpected improvement after prolonged post-traumatic vegetative state, *J. Neurol. Neurosurg. Psychiatry* 1985, *48* (12), 1300-1303.
31. Gagey M., Survie post-traumatique en état de vie végétative persistante depuis 26 années, Thèse médecine, Besançon, 1982 , n° 82005.
32. Cranford R.E., Termination of treatment in the persistent vegetative state, *Seminars in neurology*, 1984, *4* (1), 36-44.
33. Hansotia P.L., Persistent vegetative state. Review and report of electrodiagnostic studies in eight cases, *Arch. Neurol.* 1985, *42* (11), 1408-1052.
34. American Academy of Neurology (Executive Board), Position of the Academy of Neurology on certain aspects of the care and management of the persistent vegetative state patient, *Neurology* 1989, *39*, 125-126.
35. Nouailhat F., Outin H.D., Montuclard L. *et al.*, Pronostic des comas post-anoxiques, *Rev. Prat.* 1989, *39* (27), 2419-2422.
36. Bricolo A., Turrazzi S., Feriotti G., Prolonged post-traumatic unconsciousness therapeutic assets and liabilities, *J. Neurosurg.* 1980, *52*, 625-634.
37. Danzé F., Problèmes de surveillance et de nursing au cours des comas chroniques, *Rev. Prat.* 1989, *39* (27), 2423-2427.
38. Sadoulet D.E., Jaeger M., Les structures d'accueil des comas prolongés, *Rev. franç. D. C.*, 1988, *14* (2), 217-228.

Un terme à la recherche d'une signification

Que dire des patients en état végétatif ?

Patrick Verspieren

Le terme « état végétatif » est entré dans le langage courant. Aux Etats-Unis les débats se multiplient autour de la question du niveau des soins dus aux patients en « état végétatif persistant » (EVP) (1). En France la presse a abondamment rendu compte d'une expérience menée sur un malade en « état végétatif chronique » (EVC). Hors des milieux spécialisés on sait désormais que telle est l'une des évolutions possibles du coma. Jennett et Plum, les premiers à avoir proposé l'expression « état végétatif persistant », ont donc atteint un de leurs objectifs. Dans l'article qu'ils écrivaient en 1972 et qu'ils sous-titraient « un syndrome à la recherche d'un nom », ils notaient : « il est préférable d'avoir un terme qui évite la mystique du jargon médical très spécialisé pour décrire une situation dont on débattra sans doute largement en dehors de la profession » (2).

L'emploi d'un vocabulaire simple présente cependant des inconvénients importants. On risque d'oublier que le terme employé est une *expression technique* qui désigne une situation dont les contours ne peuvent être précisés que par une expérience médicale approfondie et constamment soumise à la critique : on qualifie assez souvent de « végétatifs » des patients dont la vie relationnelle est très pauvre ; or ils ne sont pas tous en « état végétatif » ! On risque aussi de tirer des conclusions hâtives d'un terme dont chacun croit comprendre immédiatement la signification. Ainsi paraît-il à beaucoup évident que les patients en « état végétatif » sont tous réduits à « une pure vie végétative », que seules demeurent en eux les fonctions vitales de base et que les fonctions supérieures sont totalement abolies. Or on en viendrait moins facilement à cette conclusion si avait été retenue l'expression proposée en 1959 : « stupeur hypertonique post-comateuse » (3).

Que peut-on donc dire de ces patients ? La question, en fait, se révèle ardue. Si l'on veut s'astreindre à un minimum de rigueur dans la quête de quelques éléments de réponse, on ne peut que partir des données médicales et tenter de les interpréter. C'est à cela que nous nous emploierons dans ce chapitre. Nous nous y interrogerons sur l'état de conscience des patients en état végétatif *, sur le sens et la portée de l'affirmation de la chronicité, et sur la place de ces patients au sein de l'humanité.

PEUT-ON AFFIRMER L'ABSENCE DE TOUTE FORME DE CONSCIENCE ET D'ACTIVITÉ PSYCHIQUE ?

« La conscience est la connaissance de soi-même et de l'environnement. » Si l'on admet cette définition classique rappelée par Plum et Posner (4), quelles conclusions peut-on en tirer en ce qui concerne les patients en état végétatif ?

Dès 1972, Jennett et Plum affirmaient : « Ce syndrome est essentiellement constitué de l'absence de toute réponse adaptée à l'environnement extérieur, de l'absence de tout signe de fonctionnement d'un cerveau qui recevrait ou transmettrait une information, chez un patient qui a de longues périodes de veille. (2) » Dix-huit ans plus tard, le jugement médical reste identique : « L'état végétatif est caractérisé par une apparence d'éveil sans signe de conscience cognitive (...). L'observation attentive et répétée du malade végétatif permet de conclure qu'il a perdu toute possibilité de communiquer avec son environnement. Les messages qui lui sont transmis n'entraînent aucune réponse reconnaissable et, inversement, son comportement végétatif ne fournit aucun renseignement sur l'état de sa vie intra-psychique. (5) »

Peut-on en inférer l'absence de toute forme de conscience ? Beaucoup d'auteurs optent pour une réponse positive, sans se soumettre, à notre avis, à l'examen critique que nécessiterait une affirmation si lourde de conséquences. Examinons, par exemple, la démarche de la Commission présidentielle américaine pour l'étude des problèmes d'éthique biomédicale. Cette commission a fait paraître en 1983 un rapport sur les décisions de s'abstenir de traitements médicaux. Un chapitre y est consacré aux patients « définitivement inconscients » (6) ; il porte principalement sur « l'état végétatif persistant ». La commission fait d'abord remarquer que personne n'a d'accès direct à l'état de conscience d'autrui. Cette remarque est très importante. Dans la vie courante, nous parvenons à la conviction que nos interlocuteurs sont des sujets conscients, mais seulement de manière indirecte ; lorsqu'autrui nous offre des signes de son état de conscience, alors nous pouvons conclure qu'il est conscient. *La proposition inverse tient-elle* ? La commission américaine omet de poser explicitement la question. Elle se contente d'affirmer qu'il n'est pas nécessaire de s'interroger philosophiquement sur la nature de la conscience lorsque tous les éléments qui composent la vie mentale ont disparu. Cette affirmation, elle aussi, est juste. Mais comment être sûr que ces éléments ont de fait disparu ? Par l'absence de tout signe d'activité mentale, affirme la commission. Son raisonnement est implicitement celui-ci : en l'absence de *signes* on peut nier la *réalité* de toute forme de conscience ou d'activité psychique. La démarche manque de rigueur et la conclusion demeure insuffisamment fondée. Il serait plus sage d'admettre notre ignorance de ce qui se passe chez l'être humain placé dans des situations extrêmes, surtout lorsque celles-ci mettent obstacle à toute forme d'expression.

* Nous emploierons désormais les termes état végétatif et état végétatif chronique dans les sens définis dans les deux premiers chapitres de cet ouvrage.

Les méthodes employées actuellement pour explorer l'état de conscience d'un être humain requièrent en effet l'établissement d'une communication. Lorsque celle-ci peut être instaurée, fût-ce par l'intermédiaire de gestes très élémentaires (mouvements verticaux des yeux, clignement des paupières...), on peut affirmer la perception par le malade de *son environnement* (puisqu'il répond aux ordres) et vérifier sa capacité d'élaborer des opérations mentales. Or le mot de conscience a une signification plus vaste. Il désigne aussi une présence de soi à soi. Celle-ci demeure-t-elle possible en l'absence d'une perception de l'extérieur ? Qui pourrait répondre, puisqu'alors aucune communication n'est plus possible ?

Y aura-t-il un jour d'autres moyens d'explorer l'état de conscience d'un patient ? Peut-être. Les examens paracliniques sont de plus en plus développés. On disposera sans doute dans l'avenir de multiples études sur les manifestations électriques de l'activité cérébrale, sur la circulation sanguine et la consommation d'oxygène et de glucose par le cerveau... La difficulté consistera à interpréter, de façon suffisamment sûre, ces données physiologiques, et à distinguer celles qui sont compatibles avec le maintien d'une vie psychique et celles qui ne le sont pas. Nous n'en sommes pas encore à ce stade.

Après ces remarques générales sur la difficulté d'affirmer l'inconscience d'un patient – auxquelles il serait souhaitable d'adjoindre une réflexion sur la relation entre conscience et vie psychique (7) – il faut aussi évoquer, à propos des patients en état végétatif, certains *faits* qui laissent l'observateur attentif dans la perplexité. Des soignants avertis témoignent de l'apaisement apparent de quelques-uns de ces malades en présence de certains membres de leur famille, ou lorsque sont joués des morceaux de musique déterminés. Parfois, des pleurs ne semblent pas dus à de simples phénomènes d'irritation oculaire. Une grande prudence est requise dans l'interprétation de ces faits dont l'observation met en jeu la subjectivité des soignants, et l'on ne saurait trop insister sur la nécessité de mettre en garde les familles contre des conclusions trop optimistes qui seraient suivies de graves désillusions. On ne peut pas y voir des signes *irréfutables* d'une perception consciente de l'environnement par certains patients en état végétatif ; mais cela renforce les remarques précédentes sur l'impossibilité de conclure à la totale inconscience du seul fait de l'absence de tout signe évident d'activité psychique. Quelques auteurs invitent en tout cas à renoncer aux affirmations péremptoires sur l'absence de toute forme de conscience (8, 9, 10).

Le résultat de ces considérations demeure modeste. Vu l'absence de tout signe qui puisse être interprété de façon indiscutable comme l'expression d'un sujet conscient, vu aussi la gravité des lésions cérébrales observées, on peut raisonnablement penser qu'un grand nombre des malades en état végétatif sont totalement inconscients ; mais on ne peut exclure que d'autres aient gardé ou retrouvé un certain niveau de conscience et d'activité psychique.

Cela représenterait, si cette hypothèse est exacte, une forme d'existence que nous serions dans l'impossibilité totale de connaître, puisque toute connaissance d'autrui passe par les modes d'expression qu'il emploie. On sait cependant, d'une manière générale, le rôle majeur, dans le développement et l'affermissement de la connaissance de soi et de l'environnement, de la communication humaine. Or celle-ci est devenue impossible ; ou du moins, car on ne peut exclure une certaine perception du monde extérieur, a disparu toute possibilité d'échange, d'entretien, d'interaction réciproque entre ces patients et leur entourage.

Si, par conséquent, on ne peut affirmer que la vie de tous ces patients est purement végétative, on n'est guère en droit de penser qu'ils parviennent à davantage qu'une forme de conscience et une activité psychique très pauvres.

Une dernière remarque est nécessaire. Notre réflexion a porté jusqu'à présent sur l'état végétatif en général. Or, il serait envisageable d'isoler, à l'intérieur de *l'ensemble* formé par les patients auxquels on peut légitimement appliquer le diagnostic, des *sous-ensembles* à propos desquels on rechercherait des conclusions plus précises. Il est ainsi pleinement légitime de s'interroger sur la signification d'un électro-encéphalogramme isoélectrique, surtout dans les cas où un tel tracé semble se maintenir de façon permanente. Notre Groupe de recherche a choisi de ne pas s'engager sur cette voie : cela aurait requis un long travail de recueil de données, et surtout d'analyse critique et d'interprétation. Il a paru préférable de ne pas retarder la publication de ces réflexions générales sur l'état végétatif, tout en acceptant de laisser ouvertes bien des questions.

SENS DE L'AFFIRMATION DE L'IRRÉVERSIBILITÉ

L'expression anglaise : « Persistent Vegetative State »

Nous avons jusqu'à présent employé l'expression « état végétatif », qui ne préjuge pas du caractère provisoire ou définitif du syndrome chez un patient déterminé. Or, d'emblée, dès 1972, on a utilisé en langue anglaise une expression apparemment plus complète : « *état végétatif persistant* ». Que signifie-t-elle ?

Dans leur article princeps, Jennett et Plum (2) ont précisé le sens qu'ils attribuaient à « persistant ». Ils en faisaient un terme intermédiaire entre « prolongé » et « permanent ». « Prolongé » leur semblait trop faible (« prolonged » is not strong enough) ; mais ils ne voulaient pas prendre position au sujet de l'irréversibilité (« persistent » is safer than « permanent » or « irreversible »). A leurs yeux, en 1972 l'expérience acquise ne permettait pas encore de formuler des jugements d'ordre pronostique : « Combien de temps exactement doit persister un tel état avant qu'on puisse avec assurance le déclarer permanent, cela devra être déterminé par de sérieuses études portant sur le devenir de ces patients. (2) »

La « persistance » pour Jennett et Plum consiste donc d'une part en une certaine durée antérieure de l'état, et d'autre part en une stabilité pour ce qui concerne l'avenir, une résistance au changement, une tendance à la permanence. Sans que cette dernière soit assurée.

Ces distinctions de vocabulaire semblent avoir été fréquemment oubliées. « Persistent Vegetative State » est devenu une expression d'emploi si courant – on se contente même souvent des initiales PVS (11) – que beaucoup d'auteurs anglo-saxons ne semblent plus s'interroger sur son origine et sa signification. Persistant est fréquemment employé dans le sens de permanent. Même des textes qui témoignent d'une réflexion approfondie, comme le rapport de la Commission présidentielle américaine (6), après avoir pris acte explicitement des nuances du vocabulaire (page 176, note 13), s'en désintéressent ultérieurement (page 180).

De ces remarques on peut tirer deux conclusions. Le qualificatif de « persistant » est devenu de nos jours totalement *inutile*. La résistance au changement qu'il désignait initialement est commune, on le sait désormais, à tous les états végétatifs. Tout au plus pourrait-on parler d'état végétatif « confirmé », pour qualifier non pas la nature du syndrome, mais les précautions prises avant de poser le diagnostic. En outre le terme de « persistant » est, de fait, *ambigu* et source de confusion. En son sens initial, il ne signifie pas grand'chose, ce qui permet de l'employer trop facilement. Mais en même temps il évoque un rapport avec une situation irréversible. Cela facilite un glissement de sens dont les auteurs ne semblent pas toujours conscients. On en vient ainsi à affirmer l'irréversibilité sans s'interroger suffisamment sur ce qui permet de poser un jugement lourd de conséquences.

Le degré de certitude de l'affirmation d'irréversibilité

Ce qui précède ne retire rien à la légitimité de la question de l'irréversibilité des états végétatifs. L'espoir d'obtenir l'éveil de leurs patients constitue une motivation importante des équipes soignantes (12), spécialement dans les services de rééducation. Il justifie des efforts très importants, une grande proximité des soignants et des soignés, un engagement de l'affectivité et de toute la personnalité. Les responsables de ces équipes ne doivent donc pas laisser leur personnel persévérer dans une telle aventure au-delà de ce qu'il est raisonnable d'entreprendre. D'autre part les soignants ont la responsabilité d'aider les familles à parvenir à une attitude réaliste et à faire le deuil d'espoirs dont l'objet est devenu inaccessible (13). On peut donc parler d'un véritable devoir de poser la question de l'irréversibilité de l'état végétatif, d'une manière générale et dans chacun des cas particuliers.

Or tous les auteurs en conviennent : on ne peut parvenir en ce domaine à une totale certitude. On ne trouve dans la littérature internationale aucun critère prédictif permettant de conclure de façon certaine ; on dispose principalement de statistiques relatives au taux d'éveil et à la gravité des séquelles en fonction de la durée du coma et/ou de l'état végétatif (8, 14, 15, 16).

Il n'en va donc pas de même pour la prédiction de l'irréversibilité de l'état végétatif et pour l'affirmation de la mort cérébrale. A propos de celle-ci le corps médical dispose de signes jugés fiables du caractère irrémédiable de l'arrêt des fonctions cérébrales. Aucun fait n'a jusqu'à présent ébranlé une telle conviction. Par contre la prédiction de l'irréversibilité d'un état végétatif repose sur un faisceau de signes paracliniques dont aucun, en l'état actuel des connaissances, ne possède une valeur pronostique absolue (14), et surtout sur la durée pendant laquelle on a dûment constaté le maintien de cet état. Or quel que soit le délai choisi, 12 mois, 18 mois ou même davantage, on ne peut exclure que l'expérience passée, présente ou future ne fasse apparaître des exceptions sous la forme d'éveil de patients restés « végétatifs » plus longtemps encore.

Le degré de certitude atteint à propos de la mort cérébrale permet de prendre des décisions radicales : non seulement l'arrêt de toute réanimation mais aussi le prélèvement d'organes. La prédiction de l'irréversibilité d'un état végétatif n'atteint pas, par contre, un tel degré de certitude. On devra tenir compte de ce fait dans toutes les décisions que l'on sera amené à envisager.

Cependant, dans l'exercice de la médecine comme dans la plupart des activités humaines, on se contente généralement d'une conviction suffisamment étayée par l'analyse du cas et de bonnes connaissances générales. Pour arrêter un traitement (ou décider de ne pas l'entreprendre) on se satisfait généralement d'une forte probabilité relative à son inadéquation. Agir autrement, l'expérience l'a prouvé, conduirait à un regrettable excès de soins, ou, en termes plus imagés, à « l'acharnement thérapeutique ».

Il n'y a pas de raison de faire exception pour les états végétatifs et la prédiction de permanence, d'irréversibilité. Or on sait que l'élément principal à prendre en compte est la durée pendant laquelle s'est maintenu un tel état. Plus longue est cette durée, plus faible est la probabilité de l'éveil. Mais où placer un seuil ? A partir de quand peut-on se sentir en droit d'affirmer que la probabilité de cet éveil est devenue si faible qu'il serait déraisonnable d'espérer encore l'obtenir ?

Ce seuil ne dépend sans doute guère de l'évolution des techniques médicales. Un état végétatif maintenu pendant plusieurs mois témoigne d'atteintes cérébrales gravissimes vis-à-vis desquelles la médecine restera dépourvue pendant de longues années encore. Mais on peut espérer parvenir à une meilleure connaissance du devenir de ces patients. Si bien que la durée choisie comme ayant une valeur prédictive dépend de la réalisation d'études prospectives et rétrospectives.

En 1983, la Commission présidentielle américaine proposait un seuil d'un mois : « l'absence de toute réponse aux ordres simples, de verbalisation et d'action finalisée un mois après le traumatisme rend l'absence de récupération pratiquement certaine, en dépit de toute thérapie vigoureuse » (6). Cette affirmation reposait sur des témoignages recueillis au plus tard en 1981. Les études rétrospectives menées depuis cette date ont montré qu'un tel délai est beaucoup trop court (8, 14, 15, 16).

Retenant le délai le plus large proposé actuellement par différents auteurs, le Groupe de recherche du Centre Sèvres a estimé qu'*a une valeur prédictive une durée d'un an* après l'évènement initial qui a provoqué le coma (14). Cela mérite quelques explications et précisions.

Le Groupe de recherche avait une nette conscience de la portée de l'affirmation de l'irréversibilité et de ses graves conséquences pour la famille, les soignants et donc également pour le patient. Il lui est donc apparu qu'on ne saurait éthiquement s'engager sur une telle voie avant d'avoir pris de grandes précautions. Notamment celle-ci : avoir vérifié rétrospectivement que l'état végétatif s'est bien maintenu tout au long de cette période, ce qu'on ne peut affirmer sans avoir régulièrement observé le patient et tenté d'entrer en communication avec lui (14). Des « soins de stimulation de l'éveil » doivent avoir été entrepris (14, 17).

D'autre part le comportement végétatif correspond à des situations médicales et à des lésions cérébrales très variées par leur nature et leur amplitude (5). Il serait donc contestable de choisir comme seuil un délai uniforme qui fonctionnerait comme un couperet. Retenir une durée d'un an témoigne d'un réel souci de prudence. Mais on ne peut exclure que dans quelques cas, sans doute très rares, on soit conduit, au vu de certains signes, à suspendre encore son jugement et même à continuer certains soins de stimulation de l'éveil (tout en restant conscient de la gravité des séquelles après une telle durée de comportement végétatif). Par contre, selon l'étiologie, l'âge du patient, et en cas d'aggravation dûment constatée par des signes paracliniques, on pourra se contenter d'un délai plus bref (14, 16).

De toute façon l'affirmation de l'irréversibilité requiert, comme en bien d'autres domaines de la médecine, la mise en place d'un *processus de décision* (18) au cours duquel seront recueillies et interprétées les multiples informations dont disposent les différents acteurs (médecins, personnel soignant, famille...) ; le jugement de chacun sera pris en considération, même si la responsabilité finale repose principalement sur les épaules du médecin traitant.

On sera ensuite en droit d'adapter les soins et les traitements médicaux à la situation ainsi reconnue d'état végétatif jugé irrémédiable (19). Si l'on en venait à envisager des décisions plus radicales, on se garderait d'oublier la nature du processus de reconnaissance de l'irréversibilité et le degré de certitude avec lequel il a pu être mis en œuvre.

Le vocabulaire proposé

Les remarques faites plus haut sur l'expression anglaise « Persistent Vegetative State » montrent l'importance, pour la réflexion éthique, du choix des mots employés. La langue française a eu la chance de ne pas disposer trop vite d'un vocabulaire définitivement fixé. Il n'est donc sans doute pas trop tard pour proposer un emploi précis des différents termes.

« Etat végétatif » est en train d'acquérir le statut d'expression technique. Elle désigne le syndrome décrit dans le premier chapitre de cet ouvrage, sans prendre position sur son caractère provisoire ou permanent. Il n'y a pas lieu d'y ajouter le moindre qualificatif. On pourrait certes objecter qu'il existe d'autres états que l'on pourrait qualifier de « végétatifs » selon la définition donnée par les dictionnaires de la langue française. On devra donc se garder de toute confusion. Mais un tel problème se pose chaque fois qu'une expression technique est forgée à partir de mots tirés du vocabulaire courant. Il n'est pas insurmontable.

Le Groupe de recherche du Centre Sèvres propose de réserver l'expression *état végétatif chronique* (EVC) aux cas à propos desquels on est parvenu à l'affirmation de *l'irréversibilité*, avec toutes les précautions exposées plus haut. Chronique serait ainsi synonyme de « permanent », « définitif », « irrémédiable ». C'est d'ailleurs dans une telle voie qu'on semble s'orienter généralement en France. Dans son rapport *Ethique et neurosciences*, le Comité consultatif national d'éthique estime que « le diagnostic (d'état végétatif chronique) ne peut être porté qu'après un long délai d'observation, en principe un an » (20). Entre ce rapport et le présent ouvrage il y a accord sur le vocabulaire et sur le délai jugé avoir valeur pronostique. Un des meilleurs spécialistes français des EVC, F. Danzé, témoigne des mêmes convictions lorqu'il écrit : « Il est raisonnable d'estimer qu'il n'existe aucun espoir de récupération ultérieure, quelle qu'elle soit, lorsque la durée d'un état végétatif dépasse un an. Le terme d'état végétatif " chronique " peut alors être retenu de façon légitime. (21) »

LES PATIENTS EN EVC SONT-ILS DES ÊTRES HUMAINS VIVANTS ?

L'appartenance à l'humanité

Que des êtres humains, du fait de lésions cérébrales majeures, puissent perdre, de manière apparemment définitive, toute capacité d'expression et d'action, si infime soit-elle, pose de redoutables questions d'ordre philosophique. Où placer la frontière entre la vie et la mort ? Que dire de ceux chez lesquels semble absent ce qui fait la spécificité de l'humanité par rapport aux autres êtres biologiques ?

L'affirmation de cette spécificité est inséparable de la notion de dignité humaine, pilier de toute éthique médicale et plus largement de l'édifice des Droits de l'Homme. Bien des auteurs ont essayé d'énumérer ce qui différencie ainsi l'humanité des autres espèces animales. Certains citent « le regard et la parole, la sensibilité et le vouloir, la raison et la liberté » (22). D'autres listes seraient peut-être aussi adéquates. Quelle que soit celle que l'on choisisse, on sera amené à constater qu'elle s'applique bien mal aux patients en EVC.

Quelle conclusion en tirer ? Peut-on en déduire que ces patients sont réduits à un mode d'existence infra-humain ? Certains n'ont pas hésité à le dire, en affirmant que les malades en EVC constituent « des intermédiaires entre l'homme et l'animal » (23).

Une telle conception s'oppose directement à un présupposé éthique majeur, celui qui a permis l'élaboration de la Déclaration universelle des Droits de l'Homme et obtient progressivement l'adhésion de toutes les nations et de toutes les cultures. Il consiste à affirmer « la dignité inhérente à tous les membres de la famille humaine », l'égalité et l'inaliénabilité de leurs droits, le refus de toutc discrimination pour des raisons de race, d'opinion, d'origine ou de toute autre situation (24). Des divergences demeurent certes à propos du moment où cette dignité est reconnue à un être humain, conception, viabilité ou naissance. Mais du moins est-on parvenu à un consensus : cette dignité ne saurait être perdue pour des raisons de santé, de perte de l'autonomie, de diminution des capacités intellectuelles et relationnelles. Tout statut d'être « infra-humain », même si on ne l'appliquait qu'à un nombre restreint de cas, saperait ce consensus éthique qui n'est parvenu à une expression universelle qu'au lendemain des événements dramatiques de la Seconde Guerre mondiale. On sait depuis lors ce que des consciences dévoyées sont capables de perpétrer. Un extrême vigilance demeure de rigueur.

L'éthique comme le droit ne reconnaissent donc que des « membres de la famille humaine », quelles que soient leurs capacités. On ne peut accepter qu'un unique seuil, qui justifie des différences radicales de statut : celui qui sépare la vie de la mort.

Les patients en EVC sont-ils encore vivants ?

Nous sommes ainsi renvoyés à une autre question : les patients en EVC sont-ils encore vivants ou peuvent-ils être considérés comme déjà morts ? Certes une chose est claire : les critères de la mort ne peuvent être laissés à la libre appréciation des individus mais requièrent une ratification sociale. Or aujourd'hui les seuls critères retenus dans les différents pays du monde sont la reconnaissance de la perte irréversible de l'ensemble des fonctions cérébrales (y compris la régulation de la vie végétative) ou l'arrêt définitif de la circulation sanguine et de la respiration. Les patients en EVC ne peuvent donc aujourd'hui être déclarés décédés et doivent être soignés comme des êtres humains vivants. Aucun doute n'est permis sur ce point.

Les critères actuellement retenus ne pourraient-ils pas cependant, dans l'avenir, être élargis ? Avant de répondre, par l'affirmative ou la négative, un vaste débat social serait souhaitable. Personnellement, il y a déjà plusieurs années, j'invitais « les juristes, philosophes et théologiens à réfléchir et à se confronter à propos de ce qui permet d'affirmer qu'un être humain a définitivement cessé de vivre comme tel » (25). On ne s'est en effet encore guère demandé explicitement pour quelles raisons on accepte désormais de déclarer décédés les patients en état de « mort cérébrale » (26). L'approfondissement de cette question permettrait d'aborder avec plus de clarté les problèmes posés par les patients en EVC. Une telle réflexion n'a jusqu'à présent été menée que par de rares auteurs (27). Elle dépasse le cadre de cet ouvrage. Il est cependant possible de formuler à son propos quelques remarques.

Tout critère de la mort doit pouvoir être appliqué de manière très précise, afin d'éviter des extensions abusives. L'enjeu est capital. Nombreux sont désormais les êtres humains dont l'existence est marquée par des diminutions très importantes des capacités intellectuelles et relationnelles. Nous devons prendre garde à ne pas nous laisser entraîner dans un remaniement de nos concepts qui nous conduirait, de proche en proche, à déclarer privés de ce qui est essentiel à tout être humain, et donc morts, ceux qui représentent pour nous une charge jugée trop lourde (28). L'expérience nous a montré que nos sociétés sont capables des pires régressions. On ne saurait donc se montrer trop vigilant.

Or il ressort des travaux du Groupe de recherche du Centre Sèvres que le syndrome d'état végétatif chronique correspond à des pathologies diverses, et que sa signification anthropologique demeure incertaine. On ne peut affirmer péremptoirement l'absence de toute forme de conscience et de sensibilité ; la chronicité ne peut même pas être prédite avec une certitude absolue *.

* C'est ce que nous n'avions pas perçu en écrivant sur ce sujet un chapitre d'un précédent ouvrage (25). Acceptant le langage médical alors tenu le plus couramment, nous voyions dans le coma « une perte prolongée de l'état de conscience et de la vie de relation » et dans le « coma chronique », c'est-à-dire l'EVC, « une perte irréversible » des mêmes fonctions supérieures. Nous invitions les médecins à rechercher un consensus sur « les signes de l'irréversibilité » des comas ; dans notre esprit cela aurait pu conduire à une nouvelle définition de la mort. Nous avions la prudence d'en appeler à une confrontation des juristes, philosophes et théologiens ; dans l'attente d'un accord nous invitions les professionnels de la santé à « prendre soin de ces corps ». Mais nous n'avions pas soumis le langage médical à une critique suffisante ; notre réflexion philosophique elle-même n'était pas assez approfondie. Tout cela témoigne de la nécessité, dans la recherche en éthique biomédicale, d'un travail pluridisciplinaire soumettant à un examen critique les idées reçues.

Si donc on ne peut exclure des avancées de la réflexion philosophique et juridique sur la mort et la détermination de nouveaux critères, il semble bien exclu de retenir pour cela le diagnostic d'état végétatif chronique, sans de plus grandes spécifications.

Certains lecteurs ont peut-être été surpris – et même choqués – de l'acceptation exprimée ci-dessus d'une éventuelle remise en cause des critères de la mort. Elle repose sur une conviction : les sociétés démocratiques gagnent à engager des débats sociaux ouverts et clairs. Par contre sont particulièrement nocives les prises de position qui restent voilées, qui se cachent derrière un emploi ambigu du vocabulaire. Est, par exemple, particulièrement contestable l'expression de « Neocortical Death » (29) que l'on rencontre assez fréquemment dans la littérature internationale. Pour un être humain, il n'y a de mort que de la personne, non d'un organe *. L'expression citée ci-dessus est apparemment une expression technique. Elle est inadéquate et criticable du simple point de vue médical. Mais de plus elle facilite et même induit des conclusions d'ordre juridique ou médico-légal. Il serait indispensable de faire preuve de plus de rigueur, de forger des concepts médicaux précis et ensuite seulement de s'interroger sur la signification anthropologique des situations ainsi décrites.

CONCLUSION

La recherche pluridisciplinaire menée au Centre Sèvres, grâce à la confrontation des données et des expériences qu'elle a permise et au travail d'interprétation qu'elle a exigé, a conduit à remettre en cause bien des idées reçues et à parvenir à quelques conclusions.

– Le terme d'EVC désigne principalement un comportement, dû à des lésions cérébrales dont les causes et la nature peuvent être diverses. Sous un même vocable sont peut-être rassemblées des situations qui diffèrent profondément, tant du point de vue de la médecine que des implications philosophiques qui pourront en être tirées ultérieurement.

– Personne n'a d'accès direct à la conscience d'autrui. L'inconscience d'un patient ne peut pas être « constatée », mais seulement affirmée à la suite d'un travail d'interprétation des données qui requiert rigueur et prudence. A l'heure actuelle, il serait indû d'affirmer d'un malade qu'il est totalement inconscient du seul fait qu'on a posé le diagnostic d'état végétatif.

– A propos de l'irréversibilité de l'état végétatif chez un patient on ne peut pas parvenir actuellement à une certitude absolue. Mais le degré de certitude que l'on peut atteindre aujourd'hui à condition d'observer des règles assez strictes, est suffisant pour légitimer, le cas échéant, des abstentions de traitements médicaux.

– Par principe posé à priori dans la logique des Déclarations relatives aux Droits de l'Homme, la notion d'être infra-humain a été écartée ; d'autre part, il n'y a aucune

* Cette remarque amène à critiquer même l'expression de « mort cérébrale » (« Brain Death » en anglais). On ne parle pas de « mort cardiaque » ! Pour l'être humain la mort est une. Mais elle peut être constatée selon des *critères* différents : actuellement l'arrêt définitif de la circulation sanguine et de la respiration, ou la perte irréversible de toutes les fonctions du cerveau.

raison d'affirmer la mort à partir du seul constat d'EVC. Les patients qui survivent sous ce mode ne peuvent donc être considérés que comme des êtres humains vivants.

– Ces affirmations ne présument pas des conclusions auxquelles conduiront un développement de la recherche médicale et un approfondissement de la réflexion théologique, philosophique et juridique. Mais, dans la mesure où elles seront acceptées, elles pourront servir de guides dans les décisions à prendre, tant que l'état actuel de nos connaissances ne sera pas bouleversé par des éléments vraiment nouveaux.

BIBLIOGRAPHIE

1. Etienne M., Le débat éthique. Revue de la littérature, *Contribution du présent ouvrage*, 115-126.
2. Jennett B., Plum F., Persistent Vegetative State after brain damage. A syndrome in search of a name, *Lancet* 1972, *1*, 734-737.
3. Fischgold H., Mathis P., cités par : Jennett B., Plum F., *art. cit.*
4. Plum F., Posner J.B., Diagnostic de la stupeur et des comas, Masson, Paris, New York, 1983 (2e édition).
5. Tasseau F., Les états végétatifs, *Contribution du présent ouvrage*, 13-21.
6. President's Commission for the Study of Ethical Problems in Medicine and Biomedical and Behavioral Research, *Deciding to forego life-sustaining treatment*, Chap. 5 : Patients with permanent loss of consciousness, U.S. Government Printing Office, Washington, 1983, 171-196.
7. Oppenheim-Gluckman H., Van Eeckhout P., Dagrbou D. *et al.*, Vie psychique et réveils de coma en réanimation neurochirurgicale, *Agressologie* (à paraître).
8. Bricolo A., Turazzi S., Feriotti G., Prolonged posttraumatic unconsciousness. Therapeutic assets and liabilities, *J. Neurosurg.* 1980, *52*, 625-634.
9. Minderhoud J.M., Intensive care, vegetative state and brain death, *in* : Hess B., Ploog D. (sous la direction de), *Neurosciences and Ethics*, Springer-Verlag, Berlin, Heidelberg, New York, 1988.
10. Brulé J.F., Danzé F., Vallée D., Etat végétatif chronique : diagnostic, pronostic, problèmes thérapeutiques, *Rev. Franç. D. C.* 1988, *14*, 191-194.
11. Wolf S.M., The persistent problem of PVS, *Hastings Center Report* 1988, *18* (1), 26.
12. Hildgen-Hémon D., Léau C., Soignants et état végétatif, *Contribution du présent ouvrage*, 79-90.
13. Léau C., Hildgen-Hémon D., Une enquête sur les attitudes familiales, *Contribution du présent ouvrage*, 91-99.
14. Boucand M.-H., Le devenir des patients en état végétatif, *Contribution du présent ouvrage*, 23-29.
15. Blin F., Les états végétatifs ; épidémiologie et coût des soins, *Contribution du présent ouvrage*, 45-58.
16. American Medical Association (Council on Scientific Affairs and Council on Ethical and Judicial Affairs), Persistent Vegetative State and the decision to withdraw or withhold life support, *JAMA* 1990, *263*, 426-430.
17. Danzé F., Problèmes de surveillance et de nursing au cours des comas chroniques, *Rev. Prat.* 1989, *39*, 2423-2427.
18. Verspieren P., *Face à celui qui meurt*, Chap. 3 : La décision de s'abstenir de certaines thérapeutiques Desclée de Brouwer, Paris, 1984, 29-42.
19. Verspieren P., Quelles décisions prendre ? *Contribution du présent ouvrage*, 141-156.
20. Comité consultatif national d'éthique (CCNE), Rapport « Ethique et neuro-sciences », 1989. Chap. 3 : Etats végétatifs chroniques, problèmes éthiques, *in* : CCNE, *Ethique et recherche biomédicale. Rapport 1989*, La Documentation française, Paris (à paraître).
21. Danzé F., Jud R.M., Rosa A., Veys B., Etude clinique, électrophysiologique et tomodensitométri-

que de dix cas d'état végétatif chronique, *Agressologie* 1986, *27*, 933-944.

22. Comité consultatif national d'éthique, *Recherche biomédicale et respect de la personne humaine*, La Documentation française, Paris, 1988.
23. Comité consultatif national d'éthique (CCNE), Avis sur les expérimentations sur les malades en état végétatif chronique, *in* : CCNE, *Ethique et recherche biomédicale. Rapport 1986*, La Documentation française, Paris, 1987.
24. Assemblée générale des Nations Unies, Déclaration universelle des Droits de l'Homme, *in* : Vincensini, *Le livre des Droits de l'Homme*, Robert Laffont, Michel Archimbaud, Paris, 1985.
25. Verspieren P., *Face à celui qui meurt*, Chap. 6 : L'homme que l'on soigne est-il encore vivant ? Desclée de Brouwer, Paris, 1984, 73-80.
26. Kuhse H., Singer P., From the editors, *Bioethics* 1990, *4* (3), III-VII.
27. Veatch R.M., Death, dying and the biological revolution, Yale University Press, New Haven, London, 1976.
28. Lamau M.-L., Un enjeu éthique majeur, *Contribution du présent ouvrage*, 127-139.
29. Korein J., Terminology, definitions and usage, *Ann. N. Y. Acad. Sci.* 1978, *315*, 6-10.

2e PARTIE

PRÉVALENCE ET COÛT

Epidémiologie et coût des soins

François Blin

ÉPIDÉMIOLOGIE

L'épidémiologie est l'étude de la fréquence et de la distribution des maladies, de leurs causes, de leur évolution, et de leurs différentes possibilités de prévention, de contrôle, ou d'éradication (1).

L'état végétatif (EV) a été défini dans les articles qui précèdent. Seule une juste définition peut permettre des études épidémiologiques fiables. Le délai de passage à l'état végétatif « chronique » ou « persistant » est différemment apprécié selon les auteurs, et peut aller de 15 jours à 1 an. C'est pourquoi nous essaierons autant que possible de situer la durée de l'EV à partir de l'accident causal initial.

Étiologie

Les traumatismes crâniens sont responsables d'environ un tiers des EV *(tableau. I)*. Arrivent ensuite les anoxies cérébrales (27 %), puis les accidents vasculaires cérébraux (15 %). En fait, si l'on met à part la publication d'Higashi (2) qui est la plus ancienne, les anoxies cérébrales représentent plus de la moitié des causes médicales, et plus d'un tiers de l'ensemble des causes d'EV. Il est possible que l'importance de la mortalité au cours des premières semaines (7,19) contribue à masquer une partie des EV d'origine anoxique au cours des enquêtes.

Fréquence

La *prévalence* exprime le nombre d'états végétatifs par 100 000 habitants à un moment donné. Elle est fonction de l'*incidence annuelle* et de la survie. Peu d'études de prévalence ont été faites. Celles qui figurent dans le *tableau II* font état d'environ *2 états végétatifs pour 100 000 habitants*. L'étude française (11) ne concerne que 18 régions sur 23 (les résultats des régions Ile-de-France, Picardie, Lorraine, Rhône-Alpes et Languedoc-Roussillon n'y figurent pas). La prévalence y va de 0,54 (Centre),

Tableau 1 - *Etiologies des états végétatifs*
Causes chirurgicales et médicales

Références	Nombre total d'états végétatifs	Traumatismes crâniens	Intoxications aiguës	Autres causes médicales
Higashi 1977 (2)	110 (à 3 mois)	38 (34,5 %)	4 (3,6 %)	68 (61,8 %)
Goulon 1978 (3)	49 (à 1 mois)	5 (10,2 %)	15 (30,6 %)	29 (59,2 %)
Manciaux 1987 (4)	44 (à 3 mois)	12 (27,3 %)	1 (2,3 %)	32 (70,4 %)
Sadoulet 1988 (5)	64 (à l'entrée)	30 (46,9 %)	6 (9,4 %)	28 (43,7 %)
Total	267 (100 %)	85 (31,8 %)	26 (9,7 %)	157 (58,8 %)

Détail des causes médicales

Références	Nombre total d'EV médicaux	Lésions cérébro-vasculaires	Anoxies cérébrales	Autres causes
Higashi 1977 (2)	68 (à 3 mois)	21 (30,9 %)	12 (17,6 %)	35 (51,4 %)
Goulon 1978 (3)	29 (à 1 mois)	5 (17,2 %)	15 (51,7 %)	9 (31 %)
Lévy 1981 (6)	60 (à 1 mois)	12 (20 %)	42 (70 %)	6 (10 %)
Manciaux 1987 (4)	31 (à 3 mois)	9 (29 %)	17 (54,8 %)	5 (16,1 %)
Sadoulet 1988 (5)	28 (à l'entrée)	8 (28,6 %)	14 (50 %)	6 (21,4 %)
Total	216 (100 %)	55 (25,4 %)	100 (45,5 %)	61 (28,2 %)

Les deux tiers des états végétatifs sont d'origine médicale. Un tiers est d'origine traumatique. Les anoxies cérébrales représentent près de la moitié des causes médicales.

à 3,25 (Poitou-Charentes), avec un coefficient de variation de 50 %. L'âge moyen y est de 49 ans, et la répartition des sexes à peu près homogène (54 % d'hommes, et 46 % de femmes).

L'incidence exprime le nombre de cas nouveaux (pour 100 000 habitants) apparaissant chaque année. La connaissance de la durée moyenne de survie permet aussi de la calculer à partir de la prévalence. Elle est d'environ *0,9 état végétatif par an pour 100 000 habitants (tableau III).*

Tableau II - *Prévalence des états végétatifs*

Référence	Date	Lieu	Nombre habitants	Nombre EV	Survie moyenne (mois)	Prévalence /100 000 habitants	Remarques
Higashi (2)	1 janv. 1973	Japon (Yamaguchi)	1 500 000	37	30	**2,47**	méthodologie rigoureuse (malades tous examinés) (EV > 3 mois)
Sato (10)	31 déc. 1977	Japon (Tohoku)	?	219 ?	?	**2,21**	questionnaires (durée ?)
Enquête française (11)	30 sept. 1987	France (18 régions)	34 000 000	690	24	**2,03**	(tous les EV) questionnaires
				483	32	**1,42**	(EV > 3 mois)

Les résultats de ces trois enquêtes sont relativement homogènes, et montrent une prévalence d'environ 2 EV pour 100 000 habitants.

Tableau III - *Incidence annuelle des états végétatifs (toutes étiologies)*

Référence	Période	Lieu	Nombre habitants	Nombre EV nouveaux	Prévalence /100 000 habitants	Remarques
Manciaux 1987 (4)	1987	Lorraine Rhône-Alpes	7 000 000	49	0,70	EV > 3 mois
Sato (1979) (10)	1976	Japon (Tohoku)	?	?	0,85	
Sato (1979) (10)	1977	Japon (Tohoku)	?	?	1,10	
Higashi 1977 (2)	1973	Japon (Yamaguchi)	1 500 000		0,78	estimation (prévalence/survie moy.)
Enquête française (11)	1987	France (18 régions)	34 000 000		0,99	estimation (prévalence/survie moy.)

L'incidence moyenne des EV est d'environ 0,9 par 100 000 habitants et par an. Elle est un peu plus faible lorsque l'enquête a porté seulement sur les EV de durée supérieure à 3 mois (Manciaux, Higashi).

Elle peut aussi être mesurée indirectement à partir de l'incidence des traumatismes crâniens graves *(tableau IV)*, de la *fréquence des états végétatifs parmi eux (tableau V)*, et du *pourcentage d'états végétatifs traumatiques (tableau I)*. C'est l'existence d'un coma (Glasgow Coma Score <8) pendant une durée supérieure à 6 heures qui définit le traumatisme crânien grave (22). L'incidence des traumatismes crâniens graves au sein de la population générale se situe aux environs de 20 nouveaux traumatismes crâniens graves par an et par 100 000 habitants, mais varie selon les pays. La fréquence des états végétatifs, parmi les traumatismes crâniens graves est relativement stable d'une enquête à l'autre lorsque les données concernant la durée initiale du coma, et celle des états végétatifs sont concordantes *(tableau V)*. Ainsi, les traumatismes crâniens particulièrement graves où la durée initiale du coma est supérieure à une semaine donnent environ 8 % d'états végétatifs à 1 an. Lorsque la durée du coma est supérieure à 6 heures, ou indéterminée, l'incidence de l'état végétatif à 6 mois est d'en moyenne 2,5 %. On peut ainsi estimer l'incidence annuelle des états végétatifs à 6 mois du traumatisme à 0,5 pour 100 000 habitants (2,5 % de 20/100 000). Si on admet que les traumatismes crâniens sont à l'origine de 32 % des états végétatifs, l'incidence globale annuelle des états végétatifs est de 0,5/32 %, soit *1,56/100 000*, ce qui est un peu supérieur au chiffre obtenu au paragraphe précédent. L'incidence globale des comas anoxiques non traumatiques n'est pas connue. L'*incidence des EV parmi les comas anoxiques non traumatiques* de durée au moins égale à 6 heures est de 7 % à 1 mois (7).

Tableau IV - *Incidence annuelle des traumatismes crâniens graves (/100 000 hab.)*

Référence	Période	Lieu	Nombre d'habitants	Nombre TC (incidence)	% TC graves (incidence)	Définition des TC graves
Anderson 1980 (12)	1974	USA	210 725	422 (200)	8,5 % (17)	Lésions cérébrales (contusions, lacérations, hématomes)
Jennett 1981 (13)	1974	Ecosse	?	? (313)	5 % (16)	coma > 6 heures
Klauber 1981 (14)	1978	San Diego (USA)	1 660 000	4 900 (295)	11 % (32)	coma > 6 heures (Glasgow Coma Score < 8)
Kraus 1984 (15)	1981	San Diego (USA)	1 861 846	3 358 (180)	7,9 % (14)	coma > 6 heures (Glasgow Coma Score < 8)
Tiret 1989 (16)	1986	Aquitaine (France)	2 700 000	8 940 (281)	9 % (25)	coma > 6 heures (GCS < 8) ou lésion cérébrale

L'incidence des traumatismes crâniens graves au sein de la population est d'environ 20/100 000 habitants (14 à 32).

Tableau V - *Fréquence des états végétatifs parmi les traumatismes crâniens graves*

Références	Traumatismes crâniens graves			Etats végétatifs en % à				
	Durée du coma	Nombre	Age moyen	1 mois	3 mois	6 mois	12 mois	au-delà
Bricolo 1978 (17)	> 14 jours	61	?				11	
Bricolo 1980 (18)	> 14 jours	135	29				8,1	
Rousseaux 1987 (19)	> 14 jours	60	28					à 2 ans 3,3
Danzé 1987 (20)	> 7 jours	300	36				8	
Bouffard-Vercelli 87 (21)	> 6 jours	170	32					à 16 mois 11
Teasdale 1976 (22)	> 6 heures	456	?		3			
Jennett 1976 (23)	> 6 heures	600	34			1,8		
Jennett 1977 Glasgow	*> 6 heures*	*428*	*34*			*2,0*		
Jennett 1977 : Pays-Bas	*> 6 heures*	*172*	*33*			*1,0*		
Jennett 77 : Los Angeles	*> 6 heures*	*100*	*36*			*5,0*		
Jennett 77 : ensemble (24)	> 6 heures	700	34	13,4		2,2		
Braakmann 1988 (25, 26)	> 6 heures	1373	?	10	3,5	2,2	1,1	
Levati 1982 (27)	> 6 heures	215	27				1,5	
Stuart 1983 (28)	> 6 heures	100	31			6		
Berger 1985 (29)	> 6 heures	37	8			2,7		
Jochheim 1987 (30)	> 6 heures	540	?			4		
Bricolo 1978 (17)	sans notion durée	1500	?				0,4	
Becker 1977 (31)	sans notion durée	160	27			2		
Turrazzi 1984 (32)	sans notion durée	1000	?			2,4		
Maurette 1989 (33)	sans notion durée	141	?			2,8		
Brûlé 1987 (34)	coma et/ou lésions cérébrales à l'admission	205	28			3,4		

La proportion d'états végétatifs est la plus élevée pour les comas les plus prolongés. A gravité initiale égale, elle diminue de 1 mois à 1 an après le traumatisme, vraisemblablement en raison surtout de la mortalité. Elle est relativement homogène à 6 mois en cas de coma initial de durée ≥ 6 h (2 à 3 %). Les publications successives de Teasdale, Jennett, et Braakmann ont été faites à partir de la même banque de données internationale de Glasgow.

Tableau VI - *Mortalité des états végétatifs*

Auteur	Patients	Pourcentage de décès cumulé à						Remarques
		3 mois	6 mois	1 an	2 ans	3 ans	5 ans	
Higashi 1977/81 (24, 25)	110 EV > 3 mois (durée moy. : 28 mois) toutes étiologies			41 %	54 %	65%	73 %	Survie moyenne à l'entrée dans l'étude environ 28 mois
Sato 1979 (48)	219 EV (durée ?) toutes étiologies			37 %				11 patients perdus de vue (5 %)
Higashi 1977 (25)	72 EV > 3 mois (durée moy. : 32 mois) non traumatiques			49 %	60 %	69 %		Survie moyenne : 20 mois
Lévy 1978 (36)	25 EV > 1 mois non traumatiques	56 %	68 %	72 %				4 patients perdus de vue (16 %)
Pagni 1977 (40)	62 « syndromes apalliques complets » post-traumatiques			61 %				suivi de 1 à 7 ans
Higashi 1977 (25)	38 EV > 3 mois (durée moy. : 20 mois) post-traumatiques			26 %	42 %	55 %		Survie moyenne : 32 mois dont 4 survies > 10 ans
Jennett 1984 (27)	EV (ou proches) post-traumatiques			49 %				
Braakman 1988 (6, 7)	140 EV > 1 mois post-traumatiques	30 %	40 %	51 %				3 patients perdus de vue 6 décès de patients qui avaient récupéré
Richer 1987 (42)	14 EV > 3 mois post-traumatiques			57 %				âge moyen : 18 ans

La mortalité moyenne globale cumulée à 1 an est de 46 %. Elle est un peu plus élevée dans les EV non traumatiques (55 %), et lorsqu'il s'agit de « syndromes apalliques complets ».

Mortalité

La *survie moyenne des EV* au jour de l'enquête dans les études de prévalence est d'environ 28 mois pour l'étude d'Higashi (2), et de 24 mois pour l'enquête française de 1987 (11) ; 3,5 % des malades survivent plus de 10 ans à l'accident initial (2, 11). D'autres publications font également état de survies très prolongées (35, 36, 37, 38).

La survie moyenne des 80 malades décédés au cours de l'étude d'Higashi est de 38 mois (± 38) pour l'ensemble des malades, de 33 mois (± 26) pour les EV post-traumatiques, et de 41 mois (dont 1 survie de plus de 12 ans) pour les EV non traumatiques (2). Elle est seulement de 7,4 mois pour les 23 malades décédés pendant l'étude de Manciaux et Marsala (4).

La *mortalité des EV précoces* (apparus au cours des 4 premières semaines) non traumatiques est de 60 % environ à 1 mois de l'accident causal initial, de 84 % à 3 mois, et de 90 % à 6 mois (39, 40).

La *mortalité entre 1 et 3 mois (tableau VI)* est de 56 % pour les EV non traumatiques dans l'étude de Lévy (40), et de 30 % pour les EV traumatiques dans l'étude de Braakman (25, 26).

La *mortalité entre 3 mois et 1 an*, toutes étiologies confondues (âge moyen : environ 40 ans), est de 41 % dans l'étude d'Higashi (2). Pour les étiologies médicales, elle est de 49 % dans l'étude d'Higashi (âge moyen : environ 39 ans) et de 57 % dans celle de Lévy (âge moyen : environ 59 ans) (40). Pour les étiologies traumatiques, elle est de 26 % pour Higashi (âge moyen : environ 42 ans), et de 47 % pour Braakman (âge moyen : environ 34 ans) (25, 26). La mortalité entre 3 mois et 1 an apparait donc également plus importante en cas d'étiologie médicale (49 %) qu'en cas d'étiologie traumatique (44 %).

La *mortalité au-delà d'un an* est d'environ 25 % par année (2). Elle est globalement de 63 % entre 1 et 5 ans (42).

Les *principales causes de décès* dans l'étude d'Higashi (2) sont les infections pulmonaires (55 %), la défaillance cardiaque et la cachexie (20 %). Les mêmes causes de décès sont signalées par Sato (10).

Evolution favorable

Parmi les *EV à 1 mois* d'origine non traumatique, 8 % seulement amélioreront leur état de conscience à 3 mois *(tableau VII)*, mais aucun ne redeviendra indépendant (4). Parmi 140 EV à 1 mois d'origine traumatique, 49 (35 %) auront amélioré leur état de concience 3 mois après le traumatisme ; 14 (10 %) redeviendront indépendants, tous âgés de moins de 40 ans et au prix d'un handicap modéré (aucune récupération complète) (25, 26).

Parmi les *EV à 3 mois* d'étiologies diverses (2, 10), 6 à 8 % seront sortis de l'état végétatif à 1 an (1 aurait retrouvé l'indépendance ?). Parmi les EV à 3 mois d'origine médicale (40), aucun *ne sera amélioré* à 1 an. Parmi 49 EV à 3 mois post-traumatiques, 10 *reprendront connaissance* avant 1 an, mais 6 mourront avant la fin de l'année, et aucun ne redeviendra indépendant (25, 26).

Tableau VII - *Evolutions favorables*

Auteur	Patients	% cumulé d'évolutions favorables						Remarques
		3 mois	6 mois	1 an	2 ans	3 ans	5 ans	
Higashi 1977/81 (24, 25)	110 EV > 3 mois (durée moy. : 28 mois) toutes étiologies			8 %	8 %	7 %	5 %	12 améliorations temporaires ou permanentes (1 retour à l'indépendance ?)
Sato 1979 (48)	219 EV (durée ?) toutes étiologies			6 %				11 patients perdus de vue (5 %)
Lévy 1978 (36)	25 EV > 1 mois non traumatiques	8 %	8 %	0 %				4 patients perdus de vue (16 %) 0 retour à l'indépendance
Pagni 1977 (40)	62 « syndromes apalliques complets » post-traumatiques			31 %				suivi de 1 à 7 ans 5 reprises de travail (8 %) influence de l'âge
Jennett 1984 (27)	EV (ou proches) post-traumatiques			40 %				retours à l'indépendance : 8 %
Braakman 1988 (6, 7)	140 EV > 1 mois post-traumatiques	35 %	39 %	36 %				14 retours à l'indépendance (10 %) 3 patients perdus de vue 6 décès parmi les patients ayant récupéré
Richer 1987 (42)	14 EV > 3 mois post-traumatiques			57 %				âge moyen : 18 ans

17 % environ de l'ensemble des malades ont récupéré un certain niveau de communication au bout d'un an (36 % s'il s'agit d'EV post-traumatiques, aucun s'il s'agit d'EV médicaux de durée initiale supérieure à un mois).

Au-delà d'un an d'EV ou de coma prolongé, 5 cas seulement d'évolution favorable ont été signalés dans la littérature, tous avec de grosses séquelles ne permettant pas la récupération d'une autonomie (42, 45, 46, 47, 48).

Au total, le pronostic apparait nettement moins bon dans les causes médicales, notamment les anoxies cérébrales, mais peut y être posé plus précocement. Au sein des comas traumatiques, le pronostic vital et fonctionnel serait meilleur en cas de lésions non neurochirurgicales.

COÛT DES SOINS

La charge en soins a été remarquablement étudiée au Centre hélio-marin de Berck qui a hébergé de nombreux EV, et notamment dans le travail de M. Sadoulet (5, 20, 36, 49, 50, 51). Trois enquêtes, effectuées avec la participation des équipes soignantes au cours des années 1982, 1984, et 1986, portent au total sur 175 comas chroniques ou états végétatifs. Y ont été distingués les soins directs et indirects en fonction des différentes catégories de personnels : infirmières (IDE), aides-soignantes (AS), et personnels non spécialisés (ASH). Le plan de soins y est très détaillé.

Le temps de travail total est d'environ 7 heures par malade et par 24 h. Il est stable au cours des trois enquêtes, avec cependant une diminution relative des tâches du personnel non spécialisé (ASH), qui tend à ne plus prendre en charge que l'hygiène des locaux et la distribution des repas (ce qui est également le cas dans la plupart des hôpitaux). La charge financière liée au personnel (2 h d'IDE, 4 h 30 d'AS, et 0 h 45 d'ASH par 24 h) est estimée en 1986 à 532 francs par malade et par 24 h.

Des charges supplémentaires (alimentation, matériel d'hygiène et de soins de trachéotomie, blanchisserie) y sont évaluées à 186 francs par jour. La charge financière quotidienne est en fait supérieure aux 718 francs ainsi obtenus, car il faudrait encore y ajouter :

- la présence médicale,
- la kinésithérapie (1/2 heure par jour au minimum),
- les frais de personnel non liés aux soins,
- les médicaments et produits pharmaceutiques divers, les examens radiologiques ou biologiques éventuels,
- les frais de locaux et de gestion générale...

Un outil de mesure de la charge en soins infirmiers, le « PRN » (Projet de Recherche en Nursing), a été mis au point au Canada de 1974 à 1987 (52, 53). Il a été conçu pour être appliqué à tous les types de soins infirmiers, et en permet l'évaluation en temps quotidien. Il est actuellement largement utilisé dans de nombreux pays et notamment dans les études d'évaluation françaises (54, 55, 56, 57, 58). L'application de cet outil à un malade en EV traité en réanimation a montré un temps de soins moyen d'environ 7 heures par jour. L'application a posteriori du même outil au plan de soins de Berck, et à celui d'un autre établissement de rééducation aboutit approximativement à des temps de soins quotidiens comparables (6 h 30 et 7 h 15).

Manciaux et Marsala (4) ont étudié dans la région Rhône-Alpes la charge en soins chez 21 états végétatifs de durée supérieure à 3 mois, répartis dans 4 types de structures

Tableau VIII

Coût du maintien à domicile en 1988	par mois	par jour
– Location de matériel (lit électrique, matelas anti-escarres, appareil aspiration...)	8 760	292
– Parapharmacie (couches, alèzes, médicaments...)	1 500	50
– Kinésithérapeute (2 séances/j, jours fériés compris)	7 217	241
– Infirmière (2 soins par jour, jours fériés compris)	6 484	216
– Tierce personne (roulement de 3 personnes au tarif du SMIC)	14 268	476
TOTAL	38 229	1 274

Tableau IX - *Répartition des EV dans les différentes structures d'accueil*

Structures d'accueil et prix de journée moyens approxiamatifs en 1989			Nombre de malades en EV			
			Enquête nationale 1987		Rhône-Alpes 1987	
Court séjour	Réanimation	4 800 F	79	11 %		
	Chirurgie	2 100 F	77	11 %		
	Médecine	1 600 F	57	8 %		
Moyen séjour	Rééducation	1 400 F	130	19 %	5	24 %
	Psychiatrie	1 500 F	4	1 %		
	Divers	850 F	156	23 %	10	48 %
Long séjour	Médicalisée	600 F	162	24 %	1	5 %
	Retraite	450 F	22	3 %		
Hospitalisation à domicile		700 F	2	0,3 %	5	24 %
Nombre total de malades en EV			689		21	
Coût moyen par malade et par jour			1 540		933	

Dans les deux enquêtes, la plus grande partie des EV est hospitalisée dans des structures de moyen séjour. Dans l'enquête Rhônes-Alpes, seuls les EV de plus de 3 mois ont été recensés, ce qui explique l'absence de malades en court séjour. Les prix de journées donnés ici n'ont qu'une valeur indicative.

différentes : moyen-séjour-rééducation, moyen-séjour-convalescence, long séjour médicalisé, et à domicile. La charge en soins infirmiers * y est d'environ 5 heures par malade et par 24 h, quel que soit le type de structure (le travail de la famille auprès des malades à domicile est assimilé à celui des aides-soignantes). Il faut y ajouter également la kinésithérapie et le temps médical. Deux malades bénéficient également d'une prise en charge orthophonique (on peut se demander s'il s'agit bien là d'états végétatifs stricto sensu).

Les coûts quotidiens moyens évalués en 1987 vont de 1124 à 1 940 francs/jour en rééducation, et de 560 à 734 francs/jour en moyen séjour (convalescence). Ils sont estimés à 377 francs/jour en long séjour. L'estimation du coût de la prise en charge à domicile en 1988 pour un malade en région Rhône-Alpes (59) s'élevait à 1 274 francs par jour, dont 933 francs de frais de personnel *(tableau VIII)*.

L'enquête nationale de 1987 (11) a remarquablement étudié la répartition des malades en EV dans les différentes structures hospitalières, publiques et privées *(tableau IX)* : 689 malades sont admis à 79 % dans le secteur public, et répartis dans 255 structures d'accueil ; 9 d'entre elles accueillent plus de 10 EV. Les malades sont hospitalisés dans leur département d'origine dans 68 % des cas, et dans leur région dans 85 % des cas. Il semble que le nombre relatif de structures d'accueil soit plus faible en Ile-de-France et en région Rhône-Alpes (ce qui y expliquerait peut-être la plus grande proportion de malades à domicile). Le poids financier annuel global des EV en France (un millier environ) est estimé à 500 millions de francs par an.

CONCLUSION

Il existe environ un millier d'états végétatifs en France. Les traumatismes crâniens et les anoxies cérébrales en sont les principales causes. Le pronostic est plus sévère, mais plus précoce, en cas d'accident anoxique. A trois mois de l'accident initial, les chances d'un retour à une vie autonome sont quasi nulles. De même pour l'amélioration de l'état de conscience au-delà d'un an. La survie moyenne serait de deux ans environ. Ces malades posent de difficiles problèmes de prise en charge (surtout dans les régions Ile-de-France et Rhône-Alpes, semble-t-il). Le coût quotidien moyen est voisin du prix de journée de rééducation. L'existence de structures d'accueil en nombre suffisant, et mieux réparties, serait souhaitable.

BIBLIOGRAPHIE

1. San Martin H., *Santé publique et médecine préventive*, Masson, Paris, 1983.
2. Higashi K., Sakata Y., Hatano M. *et al.*, Epidemiological studies on patients with a persistent

* Loi n° 78 615 du 31 mai 1978 : « Sont considérés comme soins infirmiers tous soins exécutés par l'infirmière et l'aide-soignante sur prescription ou conseil médical, ou bien en application du rôle propre qui lui est dévolu. »

vegetative state, *J. Neurol. Neurosurg. Psychiatry* 1977, *40*, 876-885.

3. Goulon M., Gajdos P., Margent P. *et al.*, Neurological problems in intensive care, *Proceedings of the 11th World Congress of Neurology, Amsterdam 11-16 sept. 1977*, Excerpta, Medica International Congress Series 1978, n° 434, 283-296.
4. Manciaux C., Marsala V., *Les états végétatifs persistants : mode de prise en charge en régions Lorraine et Rhône-Alpes*, Ecole nationale de la santé publique, Mémoire pour la formation de médecin-inspecteur de la Santé, 1987.
5. Sadoulet de Jaeger M., Les structures d'accueil des comas prolongés, *Rev. Franç. Dommage Corporel* 1988, *14* (2), 217-228.
6. Levy D.E., Bates D., Caronna J.J., Carlidge N.E.F. *et al.*, Prognosis in non traumatic coma, *Ann. Intern. Med.* 1981, *94* (3), 293-301.
7. Levy D.E., Caronna J.J., Singer B.H. *et al.*, Predicting outcome from hypoxic-ischemic coma, *JAMA* 1985, *253* (10), 1420-26.
8. Plum F., Posner J.B., *Diagnostic de la stupeur et des comas*, Masson, Paris,1983, 2e édition, 375-381.
9. Edgren E., Hedstrand U., Nordin M., Rydin E., Ronquist G., Prediction of outcome after cardiac arrest, *Crit. Care Med.* 1987, *15* (9), 820-25.
10. Sato S., Imamura H., Ueki K. *et al.*, Epidemiological survey of vegetative state patients in the Tokohu District, Japan. Special reference to the follow-up study after one year, *Neurol. Med. Chir.* (Tokyo) 1979, *8* (4), 327-333 (Japanese, Engl. abst.).
11. Enquête nationale sur les malades en état végétatif persistant (sept.1987), Communication personnelle.
12. Anderson D.W., McLaurin R.L., The National Head and Spinal Cord Injury Survey, *J. Neurosurg.* 1980, 53, s1-s43.
13. Jennett B., MacMillan R., Epidemiology of head injury, *Br. Med. J.* 1981, *282*, 101-104.
14. Klauber M.R., Barret-Connor E., Marshall L.F., Bowers S.A., The epidemiology of head injury. A prospective study of an entire community (San Diego County, California, 1978), *Am. J. Epidemiol.* 1981, *113*, 500-509.
15. Kraus J.F., Black M.A., Hessol N. *et al.*, The incidence of acute brain injury and serious impairment in a defined population, *Am. J. Epidemiol.* 1984, *119*, 186-201.
16. Tiret L., Hausherr E., Thicoipe M., Garros B., Maurette P., Castel J.P., Hatton F.,The epidemiology of head trauma in Aquitaine, France, 1986. A community-based study of hospital admissions and deaths, *International J. Epid.* : à paraître.
17. Bricolo A., Turazzi S., Feriotti F., Les comas post-traumatiques prolongés, *in* : *Réanimation et médecine d'urgence 1979*, Expansion scientifique française, Paris, 1978, 174-183.
18. Bricolo A., Turazzi S., Feriotti F., Prolonged post-traumatic unconsciousness : therapeutic assets and liabilities, *J. Neurosurg.* 1980, *52*, 625-634.
19. Rousseaux M., Cabaret M., Quint S. *et al.*, Devenir neurolopsychologique à deux ans des traumatismes crâniens graves (45 cas), *in* : *Evolution des comas traumatiques prolongés. Actes du 6e symposium des hôpitaux berckois*, Berck/mer, 1987, 176-183.
20. Danzé F., Tortel J.L., Brulé M. *et al.*, Données évolutives en centre de rééducation de 300 cas de traumatisme crânien responsable d'un coma d'une durée supérieure ou égale à 8 jours, *in* : *Evolution des comas traumatiques prolongés, op. cit.*, 41-76.
21. Bouffard-Vercelli M., Soler J.M. *et al.*, Devenir social des traumatisés crâniens graves en fonction de la gravité initiale du coma. A propos de 180 cas, *in* : *Evolution des comas traumatiques prolongés, op. cit.*, 108-120.
22. Teasdale G., Jennett B., Assessment of prognosis and coma after head injury, *Acta Neurochir.* 1976, *34*, 45-55.
23. Jennett B., Teasdale G., Braakman R. *et al.*, Predicting outcome in individual patients after severe head injury, *Lancet 1976*, *1*, 1031-34.
24. Jennett B., Teasdale G., Galbraith S. *et al.*, Severe head injuries in three countries, J. Neurol. *Neurosurg. Psychiatry* 1977, *40*, 291-298.
25. Braakman R., Jennett W.B., Minderhoud J.M., Prognosis of the post-traumatic vegetative state, *Acta Neurochir.* (Wien) 1988, *95*, 49-52.

26. Braakman R., Minderhoud J.M., Gelpke G.J., Les facteurs pronostiques des comas prolongés (140 cas), *in* : *Evolution des comas traumatiques prolongés*, *op. cit.*, 23-28.
27. Levati A., Farina M.L., Vecchi G. *et al.*, Prognosis of severe head injuries, *J. Neurosurg.* 1982, *57*, 779-783.
28. Stuart G.G., Merry G.S., Smith J.A. *et al.*, Severe head injury managed without intracranial pressure monitoring, *J. Neurosurg.* 1983, *59*, 601-605.
29. Berger M.S., Pitts L.H., Lovely M. *et al.*, Outcome of severe head injury in children and adolescents, *J. Neurosurg.* 1985, *62*, 194-199.
30. Jochheim K.A., Problems requiring management after brain injury, *in* : *The aftercare of brain injury, International Symposium of the Throgmorton Society*, London, 13 nov. 1987, Development Trust for the Young Disabled & Bureau for Action in favour of the Disabled People, European Economic Commission, 3-11.
31. Becker D.P., Miller D., Ward J.D. *et al.*, The outcome from severe head injury with early diagnosis and intensive management, *J. Neurosurg.* 1977, *47*, 491-502.
32. Turazzi S., Bricolo A., Pasut M.L., Review of 1 000 consecutive cases of severe head injury treated before the advent of CT-scanning, *Acta Neurochir.* 1984, *72*, 167-195.
33. Maurette P., Communication personnelle.
34. Brûlé M., *Prise en charge initiale et devenir à 6 mois de 205 traumatisés crâniens graves (étude rétrospective sur une année)*, Thèse, Bordeaux, 1987.
35. Cranford R.E., Termination of treatment in the Persistent Vegetative State, *Seminars in Neurology* 1984, *4* (1), 36-44.
36. 36. Danzé F., Jud R.M., Rosa A., Veys B., Etude clinique, électrophysiologique, et tomodensitométrique de dix cas d'état végétatif chronique, *Agressologie* 1986, *27* (11), 933-944.
37. Field R.E., Romanus R.J., A decerebrate patient : eighteen years of care, *Conn. Med.* 1981, *45*, 717-724.
38. Gagey M., *Survie post-traumatique en état de vie végétative persistante depuis 26 années*, Thèse médecine, Besançon, 1982, n° 82 005.
39. Dougherty J.H., Rawlinson D.G., Levy D.E., Plum F., Hypoxemic-ischemic brain injury and the vegetative state : clinical and neuropathologic correlation, *Neurology* 1981, *31*, 991-997.
40. Levy D.E., Knill-Jones R.P., Plum F., The vegetative state and its prognosis following non traumatic coma, *Ann. N. Y. Acad. Sci.* 1978, *315*, 293-306.
41. Pagni C.A., Giovanelli M., Tomei G., Zavanone M., Signoroni G., Cappricci E., Long-term results in 62 cases of post-traumatic complete Apallic Syndrome, *Acta Neurochir* 1977, *36*, 37-45.
42. Higashi K., Hatano M., Abiko S. *et al.*, Five years follow-up study of patients with a persistent vegetative state, *J. Neurol. Neurosurg Psychiatry* 1981, *44* , 552-54.
43. Jennett B., Pitts L., Teasdale G. *et al.*, *Fate of vegetative and severely disabled patients after severe head injury*, unpublished report, 1984.
44. Richer E., Cohadon F., Deliac P., Etat végététatif persistant post-traumatique : apport diagnostique et thérapeutique de la neurostimulation profonde, *in* : *Evolution des comas traumatiques prolongés*, *op. cit.*, 136-144.
45. Arts W.F.M., Van Dongen H.R., Van Hof-Van Duin J., Lamnens E., Unexpected improvement after prolonged post-traumatic vegetative state, *J. Neurol. Neurosurg. Psychiatry* 1985, *48* (12), 1300-03.
46. May P.G., Kaelbling R., Coma of over a year's duration with favorable outcome, *Dis. Nerv. Syst.* 1968, 837-842.
47. Rosenberg G.A., Johnson S.F., Brenner R.P., Recovery of cognition after prolonged vegetative state, *Ann. Neurol.* 1977, *2*, 167-168.
48. Tanhehco J., Kaplan P.E., Physical and surgical rehabilitation of patient after 6-year coma, *Arch. Phys. Med. Rehabil.* 1982, *63*, 36-38.
49. Brûlé J.F., Danzé F., Vallée D., Etat végétatif chronique : diagnostic, pronostic, problèmes thérapeutiques, *Rev. Franç. Dommage Corp.* 1988, *14* (2), 191-194.
50. Danzé F., Problèmes de surveillance et de nursing au cours des comas chroniques, *Rev. Prat.* 1989, *39* (27), 2423-2427.
51. Danzé F., Trouvé P., Veys B., Etats végétatifs. Aspects diagnostiques et thérapeutiques. Données économiques et sanitaires, *Ann. Réadapt. Méd. Phys.*, 1989 (à paraître).

52. Tilquin C. *et coll*, Evaluation quantitative en soins infirmiers : le système PRN, *Administration hospitalière*, mars-avr. 1978, *25*, 42-52.
53. Equipe de Recherche Opérationnelle en Santé (EROS), *PRN 80*, Bibliothèque nationale du Québec et du Canada, Montréal, 1981.
54. Ordre des infirmières et infirmiers du Québec, Les système PRN : des avantages et des limites, *Nursing Québec*, janv-fév 1981, 1, 31-32.
55. Loirat P., Evaluation de la gravité et de la charge en soins, *Revue de l'Infirmière*, mai 1986, 39-41.
56. Drapeau F., Descamps J.M., Le Projet de Recherche en Nursing (PRN). Expérience d'un service de réanimation polyvalente, *Revue de l'Infirmière*, mai 1986, 50-51.
57. Descamps J.M., Loirat P., Dupoiron D., Thaler F., Measuring therapeutic level with an objective indicator : le Projet de recherche en nursing (PRN), *Intensive Care Med.* 1986, *12*, 169 (abstract).
58. Descamps J.M., Loirat P., Etude de la charge en soins en réanimation, *Réan. Soins Intens. Méd. Urg.* 1988, *4* (6), 387 (abstract).
59. Garcin J.N., Communication personnelle.

Peut-on prévenir les états végétatifs chroniques ?

Jean-Roger Le Gall

Le résultat en médecine dépend de 4 facteurs (1). Certains sont liés au malade : l'âge et l'état de santé antérieur ; d'autres à la maladie : la sévérité des désordres physiologiques appréciée par un indice de gravité et le diagnostic de l'affection.

Il faut souligner d'emblée que le pronostic est une notion statistique obéissant aux lois de probabilité. On peut dire par exemple qu'après un arrêt cardiaque, sur 100 malades ayant des réflexes oculaires photomoteurs présents et des mouvements oculaires spontanés, 41 d'entre eux guériront complètement. On ne peut dire cependant quels seront ces 41 malades qui évolueront favorablement (2).

La prédiction est une notion différente : elle consiste à affirmer pour un malade donné que l'évolution sera favorable ou non. La prédiction est beaucoup plus difficile à émettre avec certitude (2).

ÉTIOLOGIE DES ÉTATS VÉGÉTATIFS CHRONIQUES

Les principales étiologies

Les traumatismes crâniens

Ils représentent un tiers des étiologies dans la série d'Higashi (3). Près de la moitié des étiologies post-traumatiques succèdent à des hématomes intra-cérébraux.

Sur les 10 malades de Danzé *et al.* (4), 8 succèdent à un accident. Dans l'étude de Vircondelet (5) sur les malades en EVC sortis de l'hôpital de Berck de février à décembre1986, 56,8 % avaient une étiologie post-traumatique.

Ces EVC surviennent volontiers chez des sujets jeunes et risquent de durer des années.

Les accidents vasculaires et les anoxies cérébrales

Les accidents vasculaires cérébraux sont à l'origine d'états végétatifs d'autant plus prolongés qu'ils surviennent chez le sujet jeune, par rupture d'anévrisme congénital par exemple.

Les anoxies cérébrales sont le plus souvent secondaires à un arrêt circulatoire. Ce dernier succède à des troubles du rythme cardiaque à type de fibrillation ventriculaire au cours d'un infarctus du myocarde ou d'une électrocution.

D'autres mécanismes peuvent être responsables d'anoxie cérébrale : les insuffisances respiratoires graves telles que le bronchospasme, les états de choc prolongés et graves de toute origine (hémorragie, hypovolémie, choc anaphylactique).

Les études pronostiques des arrêts cardiaques distinguent ceux qui surviennent en dehors de l'hôpital (6) et ceux qui frappent les malades hospitalisés (7). Pour ces derniers, les conditions de réanimation sont généralement meilleures puisque l'on dispose facilement d'oxygène et de ventilateurs et que la rapidité des secours est accrue. Cependant, le terrain est souvent défavorable car la maladie sous-jacente est plus grave.

Les autres étiologies sont plus rares

Les états végétatifs par maladie neurologique dégénérative sont rares. Les causes métaboliques, telle l'hypoglycémie sévère, sont parfois responsables d'états végétatifs chroniques lorsque l'injection de soluté glucosé hypertonique a été trop tardive.

ÉTUDES DE PROBABILITE DE SURVENUE D'UN ÉTAT VÉGÉTATIF CHRONIQUE

Les principales études de risque d'EVC concernent les traumatismes crâniens (8, 9, 10, 11) et les accidents post-anoxiques (6, 7).

Nous pouvons prendre pour type celle de W.T. Longstreth *et al.* (6) qui concerne 399 patients ayant eu un arrêt cardiaque en dehors de l'hôpital. L'éveil est défini comme la capacité de répondre aux ordres, ou de parler de façon compréhensible. Les analyses statistiques sont univariée, multivariée et discriminante. Elles aboutissent à un modèle prédictif à 3 variables neurologiques : réponse motrice, réflexe photomoteur et mouvements spontanés des yeux, auxquelles s'ajoute la glycémie. L'efficacité des différents modèles testés est de l'ordre de 80 %, c'est-à-dire que 80 % des patients sont correctement classés.

Le *tableau I* explicite le mode de calcul du score d'éveil. Une glycémie au-dessous de 3g/l à l'admission obtient une valeur de 1, et un taux égal ou supérieur à 3 g/l est compté 0. Les poids attribués à chacune des variables sont tirés de l'analyse discriminante. Ils sont de 1 pour toutes les variables sauf la réponse pupillaire à la lumière qui compte pour 3 points si elle est présente (3 x 1) ou 0 si elle est absente (3 x 0). L'éveil survient en moyenne en 2, 7 jours et 90 % des patients qui s'éveillent le font dans les 3 premiers jours. La période la plus longue avant l'éveil est de 100 jours.

Le *tableau II* exprime les relations entre le score obtenu et le pourcentage d'éveils observés. Les scores varient de 0 à 9. Pour chaque score, le pourcentage de malades qui s'éveillent varie de 5 à 95.

Tableau 1 - *Calcul du score d'éveil [d'après W.T. Longstreth* et al. *(6)]*

Réponse motrice	Réflexe moteur	Mouvements oculaires spontanés	Glycémie à l'admission
0 – absente	0 – absent	0 – absents	0 > 3 g/l
1 – en extension	1 – présent	1 – présents	1 < 3 g/l
2 – en flexion			
3 – sans posture			
4 – adaptée			

Tableau II - *Pourcentage d'éveils en fonction du score [d'après W.T. Longstreth* et al. *(6)]*

Score	0	1	2	3	4	5	6	7	8	9
Nombre de patients	14	17	8	21	38	56	55	48	36	22
Pourcentage d'éveils	0	6	12	29	21	70	75	79	94	95
Scores groupes	0, 1, 2			3, 4		5, 6, 7			8, 9	
Pourcentage d'éveils	5			24		74			95	

L'évolution est plus favorable lorsque il n'y a pas d'hyperglycémie franche. Le phénomène, observé dans plusieurs études, n'a pas d'explication certaine. Il est probable cependant que l'hyperglycémie favorise la production d'acide lactique délétère pour les cellules cérébrales.

Une autre étude importante de D.E. Levy *et al.* (7) utilise une méthode pronostique différente. En effet, des évaluations de l'état neurologique sont proposées à des temps successifs : immédiatement après l'arrêt cardiaque, puis au premier, 3e, 7e et 14e jour. Sur le *tableau III* sont figurées les probabilités évolutives des divers groupes de patients au premier examen. L'évolution neurologique est en fait rapide, qu'elle soit favorable ou non. En effet, au 3e jour après le début du coma 25 patients redeviennent conscients. A la 2e semaine le nombre de patients conscients est de 28. Parmi les 47 patients comateux après le premier jour, seulement 11 deviennent indépendants ultérieurement. Parmi 33 patients en état végétatif après une semaine 3 seulement

Tableau III - *Probabilité évolutive en fonction du premier examen neurologique après l'arrêt cardiaque [d'après D.E. Levy* et al. *(7)]*

210 patients

Critère	Réponse	Nbre de patients	Meilleur état la première année (%) : Etat végétatif	Handicap sévère	Bonne récupération
Réflexe pupillaire présent	NON	52	94 (84-99)	6 (1-16)	0 (0-7)
OUI → Réponse motrice Extension ou mieux	NON	62	89 (78-95)	5 (1-14)	6 (2-16)
OUI → Réponse motrice Flexion ou mieux	NON	47	77 (62-88)	13 (5-26)	(4-23)
OUI → Mouvements spontanés des yeux : coordonnés	NON	22	59 (36-79)	14 (3-35)	27 (11-50)
Mouvements spontanés des yeux : coordonnés	OUI	27	41 (22-61)	19 (6-38)	41 (22-61)

deviennent indépendants. Après un mois, l'amélioration est rare.

En France, sous la direction de F. Nouailhat, une étude systématique a été réalisée sur 249 malades (12). Un examen neurologique plus précis a été effectué à intervalles réguliers pendant le premier mois et les résultats appréciés après un recul d'au moins un an. Les auteurs confirment l'importance pronostique des réflexes du tronc cérébral, en particulier la mimique, le réflexe photopalpébral et le réflexe de toux.

Cependant, les patients ont fréquemment des complications non neurologiques qui sont responsables de la moitié des décès. Les signes observés dans les premières heures qui suivent l'arrêt cardiaque peuvent être dûs à des anomalies préexistantes ou à des médicaments.

De toutes ces études sur le pronostic neurologique après lésion cérébrale, on peut retenir trois éléments essentiels.

– La prédiction s'affine avec le temps. Cependant, lorsqu'on attend trop longtemps pour décider par exemple d'arrêter le traitement actif, comme la ventilation artificielle, le risque d'état végétatif chronique augmente. En effet, l'état du malade est alors stabilisé. Il y a donc une période critique où il importe de prendre une décision difficile, car l'équipe soignante est partagée entre le souci d'assurer au malade toutes les chances de récupération, et celui d'éviter un état végétatif chronique.

– La part d'incertitude persiste même dans les groupes à haut risque. La probabilité d'EVC ou de décès est par exemple de 84 à 99 %. Elle n'est jamais de 100 %.

– Les EVC peuvent survenir dans des groupes à risque moyen ou faible. Dans ces groupes il est éthiquement inacceptable de ne pas donner au patient toutes les chances de guérison. C'est dire que les lois statistiques sont toujours difficiles à appliquer à l'individu, et que probabilité et prédiction sont deux entités différentes.

AUTRES ÉLÉMENTS DE PRONOSTIC

L'âge

L'âge physiologique est un facteur pronostique primordial dans toutes les pathologies et particulièrement les lésions neurologiques. Les possibilités de récupération complète ou satisfaisante chez les patients en coma prolongé sont nettement supérieures avant 20 ans.

Cependant, dans certaines études l'influence de l'âge n'est pas évidente : ainsi dans l'étude de D.E. Levy *et al.* (7) le pourcentage de malades devenant indépendants est le même avant et après 60 ans. Il est vraisemblable que la frontière est mal choisie et qu'il eût fallu faire des groupes plus nombreux, par exemple avant 20 ans, de 20 à 40 ans, etc.

L'état de santé antérieur

Il est rarement mentionné dans la littérature et joue pourtant un rôle indéniable (1). L'appréciation de l'état de santé antérieur peut être portée selon plusieurs méthodes.

Le système « A B C D »

Proposé par W.A. Knaus *et al.* (13) il consiste à classer les malades en 4 stades selon leur degré de mobilité 3 mois avant la maladie aiguë (par exemple en arrêt cardiaque). Le stade A est celui de l'état de santé normal, sans aucune limitation. Le stade B correspond à une maladie chronique peu invalidante : le patient peut maintenir par exemple une activité professionnelle quasi normale. Au stade C, le handicap ne permet qu'une activité réduite. Le stade D est celui des patients grabataires ou vivant dans une institution.

L'inconvénient de ce système est celui d'une trop grande simplicité et d'une certaine imprécision. En effet, si les stades A et D sont définis correctement, les stades intermédiaires sont plus flous et tel malade classé « B » par une équipe médicale serait classé « C » par une autre.

Classement de la maladie sous-jacente

Mc Cabe *et al.* (14) ont depuis 1962 proposé de distinguer dans la maladie sous-jacente 3 catégories : absence de maladie ou existence d'une maladie curable à court terme (par exemple une péricardite aiguë) ; maladie menaçant la vie à moyen terme (comme une leucémie chronique) ; maladie menaçant la vie à court terme (tel un cancer généralisé).

Cette classification peut paraître grossière. Cependant, elle constitue une base solide de pronostic, car pour la même gravité de l'accident aigu la mortalité est très différente d'un groupe à l'autre.

Un arrêt cardiaque survenant chez un malade appartenant à la 3e catégorie ne mérite pas les manœuvres de réanimation habituelles. Si toutefois celles-ci sont mises en œuvre, il est peu probable qu'elles aboutissent à un état végétatif chronique.

Existence d'une maladie chronique sévère préalable

Une troisième méthode consiste à rechercher s'il existe ou non une défaillance viscérale sévère sous-jacente. Ces défaillances sévères sont définies comme suit :

– insuffisance cardiaque : classification du malade dans le stade IV de la New York Heart Association, ce qui correspond à une dyspnée permanente et à une quasi impossibilité pour le patient de quitter la chambre.

– insuffisance respiratoire : hypoxie chronique (paO2 inférieure à 60 mmHg), hypercapnie chronique (supérieure à 55 mmHg) ou ventilation à domicile.

– insuffisance hépatique : existence dans le passé d'un coma hépatique, d'hémorragies digestives par varices œsophagiennes, cirrhose hépatique prouvée par biopsie.

– insuffisance rénale : malade sous hémodialyse chronique. Etat d'immunodéficience congénitale (par exemple hypogammaglobulinémie) ou acquise : maladie maligne hématologique ou cancéreuse, médicament immuno-dépressif, transplantation d'organe récente ou greffe de moelle, SIDA.

L'existence d'une telle maladie grave alourdit singulièrement le pronostic. En règle générale, cependant, elle ne contre-indique pas en soi les manœuvres de réanimation ni la poursuite du traitement actif.

Autres considérations

Un état neurologique préalablement altéré est un facteur de très mauvais pronostic lorsque survient une lésion cérébrale aiguë supplémentaire. Une infection sévère grave peut se révéler incurable malgré les antibiotiques les plus puissants, soit que le germe en cause résiste à pratiquement tous les antibiotiques connus, soit que le foyer infectieux soit hors d'atteinte.

Enfin, il peut arriver que le malade ait clairement exprimé par oral ou par écrit sa volonté de ne pas être réanimé en cas de maladie aiguë grave.

Aux USA, les malades atteints de SIDA sont interrogés sur leur désir ou leur refus d'être hospitalisés dans les services de réanimation en cas de nécessité. Quarante pour cent refusent cette éventualité. Il est vrai toutefois que ces malades gravement immunodéprimés n'évoluent pas vers l'état végétatif chronique car le décès survient assez rapidement à l'occasion d'une infection intercurrente.

ATTITUDE PRATIQUE DE PRÉVENTION DES ÉTATS VÉGÉTATIFS CHRONIQUES

Méthodes de prévention

La prévention d'un EVC s'envisage le plus souvent dans les premiers jours d'un coma post-anoxique ou post-traumatique. On peut tenter d'éviter le passage au stade d'EVC en appliquant des méthodes de stimulation susceptibles d'améliorer l'état de conscience, il s'agit alors d'une attitude positive. On peut également juger sur un certain nombre d'arguments que le pronostic cérébral est trop sombre pour laisser espérer une récupération satisfaisante, et arrêter ou limiter le traitement actif.

Arrêt du traitement actif

Le traitement actif consiste à assister les fonctions vitales défaillantes : ventilation artificielle, drogues vasoactives, hémodialyse. L'arrêt de ces techniques est habituellement fatal pour le patient. Il est évident que dans ces cas la prévention de toute souffrance est assurée par des sédatifs et des analgésiques adéquats.

Si malgré l'arrêt de la ventilation artificielle, le malade reste en vie car il a une ventilation spontanée suffisante, l'évolution vers l'EVC est à craindre.

Limitation du traitement actif

Une escalade dans les thérapeutiques de réanimation peut être évitée. On décide alors de ne pas recourir à de nouvelles techniques si le besoin s'en fait sentir. On peut par exemple stipuler qu'en cas de défaillance rénale surajoutée on ne pratiquera pas de rein artificiel ; qu'on ne recourra pas aux médicaments vaso-actifs et cardiotropes en cas d'insuffisance cardiaque, qu'on ne traitera pas une infection surajoutée.

Les ordres « do not resuscitate » (ne pas pratiquer de massage cardiaque)

Dans la littérature anglo-saxonne les ordres « DNR » sont mentionnés par écrit dans l'observation de certains patients dont l'état est jugé particulièrement sévère. Littéralement, cette mention implique simplement qu'en cas d'arrêt cardiaque on ne recourra pas aux manœuvres habituelles, oxygénothérapie et massage cardiaque.

En fait, cet ordre « DNR » recouvre des attitudes très différentes (16). Dans une étude de Jonsson *et al.* (17) les ordres DNR comptabilisés dans un hôpital communautaire sont pratiquement la norme puisqu'ils concernent 70 % des patients qui décèdent et jusqu'à 94 % de ceux qui étaient atteints d'un cancer. Les auteurs insistent sur le fait qu'un tel ordre ne devrait pas empêcher tous les autres modes de traitement actif.

Indications

L'une des attitudes ci-dessus décrites peut être prise sur un ou plusieurs éléments de pronostic défavorable.

L'âge

L'âge peut-il être un argument pour ne pas entreprendre de traitement actif ou recourir à un traitement de confort ? Différents travaux (18) ont montré que la réanimation pouvait être entreprise avec succès chez des malades de plus de 80 ans. L'âge en soi ne constitue donc pas un argument pour arrêter un traitement, mais il peut être un élément complémentaire dans un tableau de multidéfaillance.

L'état de gravité antérieur

Une maladie chronique irréversible et invalidante, un état grabataire permanent sont des arguments souvent utilisés en pratique pour arrêter les traitements. Il importe aussi de savoir comment le malade et la famille vivaient le handicap. L'interrogatoire de la famille (celui de malades comateux n'est pas possible), permet assez facilement de répondre.

L'indice de gravité neurologique

Divers indices peuvent être pris en compte : ils ont tous comme on l'a vu, une part d'incertitude, et sont rarement utilisables pour une décision individuelle. Comme le souligne F. Nouailhat (12) : « On ne peut attendre une meilleure efficacité pronostique qu'en affinant les systèmes et en mesurant de façon spécifique les facteurs de gravité prépondérants et cela est particulièrement évident pour la souffrance cérébrale. »

Le diagnostic étiologique du coma

La cause du coma est parfois un argument pour interrompre le traitement actif. Si la tomodensitométrie permet d'affirmer une inondation ventriculaire, la mise sous traitement de confort parait légitime.

CONCLUSION

Les études doivent être poursuivies pour tenter d'améliorer les indices pronostiques. Toutefois, il s'agit d'études statistiques valables pour des groupes de malades ; les décisions individuelles de limitation ou d'arrêt du traitement actif reposent souvent sur un ensemble d'arguments dont fait partie l'indice pronostique.

BIBLIOGRAPHIE

1. The French multicenter group of ICU Research, the Inserm Unit 169 of Statistical and Epidemiological studies, Factors related to outcome in intensive care : French multicenter study, *Crit. Care Med.* 1989, *17*, 305-308.
2. Alperovitch A., Pronostic et prédiction, *in* : Le Gall J.-R., Loirat Ph., *Evaluation en réanimation*, Masson, Paris, 1990.
3. Higashi K., Hatano M. Abiko S. *et al.*, Five years follow up study of patients with persistent vegetative state, *J. Neurol. Neurosurg. Psychiatry* , 1981, *44*, 552-554.
4. Danzé F., Jud R.M., Rosa A. *et al.*, Etude clinique, électrophysiologique et tomodensitométrique de 10 cas d'état végétatif chronique, *Agressologie* 1986, *27*, 933-934.
5. Vicondelet D., Communication personnelle.
6. Longstreth W.T., Diehr L., Inui T.S., Prediction of outcome after out of hospital cardiac, *N. Engl. J. Med.* 1983, *380*, 1378-82.
7. Levy D.E., Caronna J.J., Singer B.H. *et al.*, Predicting outcome from hypoxic ischemic coma, *JAMA* 1985, *253*, 1420.
8. Hervé C., Gaillard M., Huguenard P., Prévenir à moyen terme les polytraumatismes avec atteinte cérébrale, *Agressologie* 1984, *25*, 699-701.
9. Jennett B., Teasdale G., Braakman R. *et al.*, Predicting outcome in individual patients after severe head injury, *Lancet* 1976, *1*, 1031-1034.
10. Rousseaux M., Thuderelle M., Devenir neurologique et fonctionnel tardif des traumatisés crâniens graves, *Rééducation* 1986, *13*, 177-182.
11. Tasseau F., Mathé J.F., Desjars P. *et al.*, Bilan à deux ans de 40 traumatisés cranio-encéphaliques graves, *in* : *Les comas. Monographie de la Société de réanimation de langue française*Expansion
12. scientifique française, Paris,1986, 327-332.
Nouailhat F., Etude critique des indices de souffrance cérébrale et de leur système d'évaluation, *in* : *Les comas, ibid.*, 213-239.
13. Knaus W.A., Zimmerman J.E., Wasner D.R. *et al.*, Apache : Acute physiology and chronic health evaluation. A physiologically land classification system, *Crit. Care Med.* 1981, *9*, 591-596.
14. Mc Cabe W.R., Jackson G.G., Gram negative bacteremia. Etiology and Ecology, *Arch. Int. Med.* 1962, *110*, 845-852.

15. Le Gall J.-R., Classification et stratification des malades, *in* : Le Gall J.-R. et Loirat Ph., *Evaluation en réanimation*, *op. cit*.
16. Bartolome W.G., Do not resuscitate orders, Accepting Responsability, *Arch. Intern. Med.*, 1988, *148*, 2345-6.
17. Johnson R.W., Mc Namee, M. Campion E.W., The « do not resuscitate » order : a profit of its changing use, *Arch. Intern. Med.* 1988, *148*, 2375-85.
18. French multicentric group of ICU research, Is it fair to treat patients of eighty years and more in intensive care unit ? *Int. Care Med.* 1988, *14*, 315.

Le soin des patients en état végétatif

Evaluation de la « charge de soins »

Stéphane Melot

Le présent chapitre a pour objectif d'étudier de manière concrète et précise les soins donnés aux patients en état végétatif dans un Centre de rééducation fonctionnelle. Il fera l'inventaire des gestes exigés par un tel état et proposera une évaluation quantitative de la charge de travail, sous la forme du calcul du temps requis par ces différents actes.

Cette étude a été menée en 1989 dans un Centre de rééducation qui avait ouvert en 1986 une Unité de post-réanimation de dix lits, spécialement équipée pour recevoir des patients posant de graves problèmes respiratoires. Y sont donc accueillies des personnes atteintes de lourds handicaps, peu de temps après l'agression initiale.

Dès son ouverture, l'Unité a admis simultanément six patients en état végétatif ; cela s'est révélé très lourd pour l'équipe soignante, ce qui a conduit à établir des critères plus stricts de sélection. A l'époque où a été menée cette étude, l'Unité n'accueillait qu'un seul patient en état végétatif. C'est donc son cas qui sera présenté.

L'Unité de post-réanimation n'est pas totalement autonome. Si une infirmière et deux aides-soignantes lui sont spécialement affectées le matin, l'après-midi d'une part et la nuit d'autre part, une équipe analogue a en charge à la fois l'Unité et un service « traditionnel » de rééducation de 18 lits. Tel est aussi le domaine de responsabilité du médecin-chef de service et d'un interne, ainsi que d'un ergothérapeute. Un psychiatre (à mi-temps) et un neuropsychologue sont au service de l'ensemble du Centre. D'une manière générale, les kinésithérapeutes ont la charge, chacun, de 8 malades. Le Centre dispose ainsi d'un personnel diversifié, qualifié et spécialisé, depuis les aides-soignantes jusqu'aux médecins de diverses disciplines.

Le prix de journée, au début de l'année 1990, pouvait être estimé aux alentours de 1 800 francs.

LE CAS DE VINCENT R.

Le patient à propos duquel a été menée la présente étude a passé six mois dans l'Unité de post-réanimation. C'est un jeune homme de 25 ans, Vincent R.* . Ses parents habitent en milieu rural. Avant son accident, il était en invalidité en raison des séquelles d'une encéphalopathie post-rougeoleuse acquise pendant la petite enfance. Cela ne l'empêchait pas de participer à de menus travaux à la campagne.

Le tableau clinique était compliqué d'une épilepsie mal stabilisée. Il avait été hospitalisé, en mai 1985, pour une surinfection bronchique ; en février 1986 on diagnostiquait chez lui un état de mal avec pneumopathie infectieuse.

Le 20 octobre 1988, dans la matinée, il fait une chute pendant une crise d'épilepsie. Il est transféré aux urgences du Centre hospitalier de xx. On constate un hématome extradural, qui est évacué en urgence par trépanation. Il est aussitôt transféré par hélicoptère au Centre hospitalier universitaire de xxx, où il arrive à minuit. Son score de Glasgow est de 4. Il subit une seconde trépanation pour récidive de l'hématome pendant le transfert. L'état neurologique ne s'améliore guère, le Glasgow reste inférieur à 7. Une surinfection bronchique s'installe.

Il est accueilli dans notre Centre de rééducation fonctionnelle le 28 février 1989. A son arrivée, on constate un état végétatif, des limitations articulaires importantes (coudes, genoux, doigts en flexion). Il ne présente pas d'escarre. La surinfection bronchique demeure présente, il est alimenté par sonde naso-gastrique. Il n'est pas trachéotomisé.

LA DÉMARCHE DE SOINS

La « démarche de soins » a pour but l'organisation du service infirmier, la définition pour chaque malade d'objectifs destinés à orienter l'action, l'évaluation des résultats obtenus et les éventuels ajustements de l'ensemble du processus. Elle exige, pour chaque personne soignée, une analyse précise de ses « besoins », ce qui ne peut se faire qu'en prenant appui sur une représentation suffisamment large de l'être humain, faisant place à ses dimensions biologique, psychologique et sociale. Dans notre institution nous nous référons pour cela au modèle conceptuel élaboré par Virginia Henderson.

Le *tableau I* récapitule, en fonction des problèmes majeurs posés par l'état de Vincent (1re colonne) et des risques que lui feraient courir des réponses inadaptées (2e colonne), les objectifs à poursuivre (3e colonne) et les actions concrètes à entreprendre (4e colonne).

L'immobilité

La partie la plus lourde du travail de nursing consiste sans aucun doute, mis à part les soins d'hygiène, dans la prévention des escarres et de l'encombrement bronchique. Pour lutter contre ces complications majeures, Vincent est retourné toutes les trois heures, y compris la nuit ; il est mis sur table de verticalisation à 90° une fois par jour

---

* Comme il est de coutume dans les publications, les prénom, initiale du nom et dates ont été modifiés de manière à respecter l'anonymat.

(cela nécessite la présence de deux kinésithérapeutes). Il est mis au fauteuil roulant de 10 heures à 13 heures et de 16 heures à 18 heures. (Ces installations, à l'aide d'un lève-personne, nécessitent la présence de deux membres du personnel.) Ces actions contribuent également à prévenir les accidents thrombo-emboliques et l'enraidissement articulaire.

L'hygiène

Les soins quotidiens d'hygiène sont assurés par deux aides-soignantes. Notre Centre dispose d'un matériel adapté (lève-personnes électriques, bacs à douche, couloirs larges, ascenseurs...). Mais il reste difficile de réaliser des toilettes complètes sur une personne souffrant de limitations articulaires et d'une spasticité majeure. L'engagement physique des soignants est alors important !

L'infection bronchique

La chronicité de cette infection chez Vincent depuis son arrivée au Centre requiert des interventions du kinésithérapeute et des infirmières, sous forme de drainages et d'aspirations.

On peut remarquer à ce propos que la plupart des personnes en état végétatif sont trachéotomisées. Cela facilite les aspirations mais entretient les problèmes infectieux. Sur les six patients accueillis en 1986, quatre sont décédés dans les 18 mois de surinfection broncho-pulmonaire secondaire à leur état. Notons que Vincent, comme il a déjà été dit, n'est pas trachéotomisé.

L'alimentation

Vincent est nourri, principalement, par sonde naso-gastrique. Il n'a pas perdu le réflexe de la déglutition. A force de stimulations, il ouvre la bouche, ce qui permet de l'alimenter. Sa famille, qui habite à trente kilomètres, vient chaque jour au milieu de la journée pour le nourrir à la cuillère. Mais il est impossible au personnel soignant d'agir de même : il faudrait lui consacrer une heure par repas.

L'incontinence

Elle requiert l'utilisation de couches et d'étuis péniens. Les changes sont effectués, pour Vincent, en moyenne trois fois par jour ; l'installation préalable au lit est indispensable.

La spasticité

D'origine neurologique, elle entraîne la contraction involontaire des muscles. Le traitement médicamenteux est d'efficacité modérée. Les contractures rendent difficile

Tableau I

ANALYSE DES PROBLÈMES	
PROBLÈMES	**RISQUES**
IMMOBILITÉ	Escarres, encombrement bronchique, phlébite, rétractions articulaires, ostéomes
HYGIÈNE	Inconfort
INFECTION BRONCHIQUE	Surinfection, encombrement
ALIMENTATION	Déshydratation, Dénutrition
INCONTINENCE	Escarres, inconfort
SPASTICITÉ	Rétractions, impossibilité du nursing, de mettre assis ou debout
ANTÉCÉDENTS D'ÉPILEPSIE	Récidive des crises
INCONSCIENCE	Chronicité
AVENIR	Solution insatisfaisante

– La démarche de soins

SOINS	
OBJECTIFS	**ACTIONS ENTREPRISES**
Assurer une mobilité suffisante pour prévenir les risques	– Préventions d'escarres, surveillance des érythèmes, – Retournements toutes les 3 h, même la nuit, alterner les postures au lit – Mobilisations passives, mise sur table de verticalisation, Mise au fauteuil roulant – Surveillance des constantes, examens biologiques (ostéomes).
Assurer l'hygiène corporelle	– Toilette complète au lit par deux aides-soignantes, 2 douches par semaine, soins de bouche 2 fois par jour.
Assurer le dégagement des voies aériennes	– Aspirations 2 à 3 fois par jour (par le nez), clapping, posturations, clichés rx, surveillance des constantes, examens biologiques.
Assurer une alimentation suffisante	– Gavages 4 fois par jour (7 h, 12 h, 18 h, 23 h) (2 000 cal/jour) – Changement de sonde gastrique, vérification de sa mise en place – La famille vient le faire manger chaque midi pendant 2 h.
Prendre des mesures d'hygiène face à ce problème	– Utilisation de couches et d'étuis péniens, 2 à 3 changes par jour, ces changes sont effectués au lit.
Stopper la spasticité le plus efficacement possible	– Traitement médical par dantrium à administrer par la sonde gastrique, surveillance biologique des effets secondaires du traitement.
Stabiliser ce phénomène	– Traitement médical par Dépakine et Tégrétol – Surveillance biologique
Favoriser l'éveil	– Techniques d'éveil, observation la plus objective possible, stimuler à chaque soin, favoriser le plus possible la présence de la famille.
Assurer au « mieux » l'avenir	– Travail du service social en lien avec la famille et les caisses d'assurance maladie.

la toilette des plis naturels (inguinaux, coudes, genoux, cou...) ; cela favorise des infections dermatologiques, mycoses ou candidoses, liées à la macération. Il importe de chercher à éviter l'installation secondaire de rétractions irréductibles (position fœtale, genoux sous le menton).

Les antécédents d'épilepsie

Ces antécédents requièrent chez Vincent une surveillance spécifique, mais tous les traumatisés crâniens après leur accident sont sujets à des phénomènes épileptiques ; un traitement anti-épileptique est pratiquement toujours nécessaire.

Inconscience et non-communicabilité

Tel est le problème majeur de Vincent et la raison de sa venue dans un Centre de rééducation. Pendant 6 mois, au cours des soins ont été mises en œuvre des « techniques d'éveil » consistant principalement en des stimulations multiples (tactiles, auditives...). L'équipe de nursing est restée très attentive au moindre signe éventuel d'éveil tout en cherchant à se garder d'interprétations disproportionnées des gestes et attitudes de Vincent. Mais au moment de la réalisation de cette étude (fin août 1989), 10 mois après l'accident initial, il faut se rendre à l'évidence, même si ce constat est difficile à accepter pour l'équipe soignante et très douloureux pour la famille : Vincent ne donne pas le moindre signe d'éveil ; les médecins jugent son état définitif. Vincent est en état végétatif chronique. Le Centre de rééducation ne peut continuer à le prendre en charge.

L'avenir

Les parents de Vincent ont exprimé leur volonté de le reprendre chez eux. Notre Centre n'incite pas à un tel retour à domicile. Dans des cas semblables, il a pu obtenir, non sans difficultés et seulement après de longues négociations, une hospitalisation à proximité du lieu de résidence de la famille. Mais pour Vincent aucune solution institutionnelle satisfaisante n'a été trouvée, et ses parents formulent leur demande avec insistance.

Aussi la mère de Vincent est-elle actuellement, pour une durée d'une semaine, accueillie dans l'Unité. Les soins évoqués ci-dessus lui sont expliqués. L'équipe du Centre la conseille également à propos de l'aménagement de sa maison et de la prise en charge de son fils sur le plan para-médical. Nous l'avons aussi mise en relation avec l'Association des familles de traumatisés crâniens.

La famille de Vincent n'a pas accepté le diagnostic d'état végétatif chronique et reste persuadée qu'il finira par s'éveiller. De plus, après avoir connu l'hyper-sophistication des services de Réanimation puis l'organisation complexe de la structure spécialisée que représente un Centre de rééducation, elle ne sera désormais plus soutenue que par l'infirmière à domicile, le kinésithérapeute et le médecin traitant qui n'ont sans doute guère d'expérience du soin des patients en état végétatif. Nous sommes tous conscients des difficultés auxquelles sera confrontée cette famille...

ÉVALUATION QUANTITATIVE DE LA CHARGE DE TRAVAIL

C'est en pédiatrie qu'a initialement été élaboré un « Projet de Recherche en Nursing » (PRN). Cette méthode a ensuite été étendue à l'ensemble de la médecine et de la chirurgie. C'est actuellement, à notre connaissance, le seul système d'évaluation de la charge de travail qui prenne en considération la qualité des soins, et qui tienne compte des particularités de chaque malade et de ce qu'exige son état.

Pour mettre en œuvre cette méthode, il faut d'abord avoir établi avec précision une « démarche de soins » (dont nous avons donné un aperçu simplifié ci-dessus) pour un patient donné, avoir fait apparaître toutes les actions qui doivent être entreprises, puis évaluer le temps requis par chacune de ces actions. Les grilles utilisées, constamment mises à jour, donnent une estimation d'un temps de travail moyen ; des modulations y sont apportées en fonction des particularités locales et même de la disparité des membres d'une équipe.

Les contraintes de l'édition rendent impossible la reproduction des feuilles de calcul utilisées. Signalons seulement que la grille employée pour cette étude comporte huit catégories, elles-mêmes divisées en de multiples items (22 pour la respiration, 9 pour l'alimentation...) correspondant à d'éventuelles actions à entreprendre (par exemple, pour la respiration : exercices physio-respiratoires, aérosolthérapie, aspiration des secrétions, soins de trachéotomie...) Chaque item est quantifié par un « nombre de points PRN », chaque point équivalant à une durée de soins de 5 minutes.

Ainsi, dans la catégorie « Respiration », la grille utilisée affecte à l'item « aspiration des secrétions », si celle-ci doit être pratiquée de 7 à 19 fois par jour, 6 points PRN ; dans la catégorie « Alimentation », l'alimentation et l'hydratation sans pompe, intermittentes, sont estimées à 10 points PRN ; dans la catégorie « Communication », une relation d'aide minimale avec le malade et sa famille : 6 points.

Cette méthode mise en œuvre dans le cas de Vincent, a permis d'estimer le temps de travail requis par ses soins à 77 points PRN soit 6 heures 25 minutes. Cette estimation est proche de celles qui ont été réalisées dans d'autres institutions, et notamment dans les Etablissements hélio-marins de Berck-sur-Mer.

CONCLUSION

Une telle étude d'un cas particulier avait pour objectif d'évoquer de manière concrète la réalité du soin d'une personne en état végétatif. La charge de travail est lourde, même pour une équipe soignante diversifiée et spécialisée, a fortiori pour une famille. A cela s'ajoute la charge psychologique du soin, dont les facteurs affectifs et émotionnels sont évoqués dans d'autres contributions de cet ouvrage.

3e PARTIE

L'ENTOURAGE

Soignants et état végétatif

Dominique Hildgen-Hémon, Cécile Léau

Dans les chapitres précédents ont été définis un état, l'état végétatif, et une limite, celle à partir de laquelle on peut parler de chronicité. Au-delà de cette limite, les malades sont accueillis et soignés soit dans des centres de long séjour, voire de psychiatrie, soit dans leur famille.

Mais bien auparavant, alors qu'on ne parle pas encore de chronicité, dans les premiers mois d'hospitalisation, tout un faisceau de présomptions oriente le pronostic, dans certains cas, vers une probabilité d'état végétatif. Dès la réanimation, par conséquent, médecins et personnel paramédical ont à tenir compte de cette éventualité dans leurs relations avec la famille et le malade et dans leurs relations mutuelles ; ils sont confrontés à un certain nombre d'interrogations, progressivement ils adoptent des comportements, parviennent à certaines convictions.

MÉTHODES EMPLOYÉES

Nous avions décidé de chercher à connaître et à évaluer les répercussions psychologiques du soin des malades en état végétatif sur ceux qui en ont professionnellement la charge. Les remarques précédentes nous ont amenées à ne pas limiter notre recherche aux Centres de long séjour ou aux soignants qui apportent une aide à domicile.

Nous avons donc mené notre enquête dans les structures suivantes : SAMU, services d'urgence, de réanimation et soins intensifs, de neuro-traumatologie, de rééducation fonctionnelle, de convalescence et long séjour, d'hospitalisation à domicile et maisons d'accueil spécialisées.

Nous avons rencontré des médecins, chirurgiens, internes, surveillantes et infirmières, aides-soignantes, agents du service hospitalier (ASH), kinésithérapeutes, orthophonistes et ergothérapeutes.

Nous avons choisi deux méthodes pour mener à bien ce travail : d'une part l'observation des attitudes de ces personnes tout au long d'une journée de travail, d'autre part l'utilisation de questionnaires et d'entretiens ouverts.

Que soient ici remerciés les médecins et les membres des équipes qui nous ont accueillies, pour leur disponibilité, leur franchise et l'intérêt qu'ils nous ont témoigné. Nous exprimons notre spéciale reconnaissance aux services qui nous ont ouvert leur porte et permis de partager leur journée de travail.

LES ATTITUDES

Dans tout domaine d'activité, les comportements humains forment d'habitude un large éventail. Nous l'avons vérifié dans notre recherche. Nous ne pourrons pas rendre compte de toutes les nuances qui séparent les comportements de ceux que nous avons observés et interrogés. Nous avons cependant constaté que, aussi bien dans le monde médical que dans le monde paramédical, deux groupes forment chacun un ensemble assez cohérent et qu'ils se différencient nettement l'un de l'autre. D'autre part, à eux deux, ils rassemblent une nette majorité de ceux qui ont fait l'objet de notre enquête. Nous tenterons donc de décrire des attitudes bien tranchées. Le lecteur corrigera cet aspect simplificateur en tenant compte des remarques qui précèdent.

Le monde médical

On y rencontre principalement deux attitudes nettement opposées, l'une marquée par la méconnaissance et le rejet, l'autre par des interrogations et la recherche de nouveaux modes de prise en charge. Quelle que soit l'attitude choisie, elle n'est pas exempte de sentiments de malaise et d'impuissance.

Interrogations et recherche

Que ce soit en réanimation ou en centre de long séjour, la plupart des médecins qui adoptent cette attitude conservent un doute sur le maintien d'un état de conscience et des capacités de perception chez les malades en état végétatif, tout en se heurtant à des difficultés majeures d'appréciation en ce domaine.

Par contre, leur certitude relative à l'absence de toute possibilité d'évolution s'établit avec le temps. Ils la renforcent à l'aide d'observations cliniques répétées et d'un maximum de données paracliniques (scanner, EEG, artériographie...). Cela les conduit à évoluer progressivement dans leur attitude vis-à-vis du sujet mais aussi de la famille et des équipes soignantes. Tout en « laissant sa chance » au sujet, c'est-à-dire en lui accordant du temps, ils privilégient leur rôle de conseil et d'accompagnement de la famille. Ils ne cherchent plus à « traiter » le malade. Cela ne signifie pas qu'ils l'abandonnent mais simplement qu'ils acceptent de « laisser faire la nature ». Ils préservent et assurent une qualité de soins orientée vers le confort pour cette entité encore inconnue qui est en face d'eux : le malade en état végétatif.

Ils affirment : « La chronicité ne doit pas faire cesser les soins ; mais ceux-ci ne doivent pas imposer une charge extraordinaire au patient, ni prolonger la vie outre-mesure. »

Le pressentiment ou la certitude que l'état du malade n'évoluera pas conduit le médecin à mettre en garde la famille et l'équipe soignante et à les orienter progressivement vers un tel devenir. Cela demande des entretiens répétés et un investissement personnel important.

Malheureusement, le médecin se trouve très souvent isolé dans son équipe et son propre monde, du fait de l'incompréhension et du décalage avec ceux qui n'ont pas pu ou voulu affronter cet inconnu et opérer le long cheminement qu'il implique. D'autre part il se trouve victime et prisonnier de l'insuffisance d'une société qui n'offre guère de moyen adéquat de prise en charge des malades en état végétatif chronique (EVC). Cela le conduit à placer le sujet non pas au meilleur intérêt de celui-ci et de sa famille, mais, très prosaïquement, en fonction des lieux d'accueil qu'on lui propose.

Méconnaissance et « rejet »

A la différence du groupe précédent, un certain nombre de médecins et d'internes, s'ils utilisent les expressions « état végétatif » ou « coma chronique », n'y corrèlent pas les lésions anatomophysiologiques correspondantes et en ignorent ou en sous-estiment donc les conséquences. La relative nouveauté du problème des états végétatifs, le manque d'informations et de formation théorique font d'ailleurs que, hors des spécialités, ces états sont fort mal connus. Les attitudes découlant de ce fait sont surprenantes et anarchiques, allant de la surprotection du malade au désintérêt apparent le plus total.

Alors qu'il s'abrite habituellement derrière un rôle médical essentiellement curatif, le médecin se trouve placé devant un vide d'attribution lorsque l'état végétatif apparaît puis se confirme. Il ne se trouve plus de rôle : « Il est plus confortable de faire un geste technique ; l'action libère l'angoisse. »

Diverses attitudes sont alors adoptées :

– un apparent désintérêt et le rejet du patient. « Je ferme la porte et ne vais plus dans la chambre. »

– l'utilisation d'un langage de dérision. « Plante verte, futur pensionnaire du zoo, encore un qui pourrait meubler les stands forains... »

– l'invention d'un langage complexe que l'on pourrait qualifier de substitutif, qui ne laisse place à aucune question.

Quelle qu'elle soit, l'attitude choisie constitue un refuge. Se protégeant derrière son discours médical, le médecin limite de plus en plus sa relation avec la famille, appréhende ces rencontres ou même devient inaccessible. Il délègue la charge de ce malade encombrant au personnel paramédical. Il manifeste son admiration pour le dévouement avec lequel celui-ci accomplit une tâche ingrate, mais il ne donne pas d'explication et ne recherche pas une concertation sur les objectifs, la démarche de soins, l'attitude à avoir envers la famille.

La motivation médicale curative ayant disparu, il justifie ses actes par des impératifs médico-légaux. Les sentiments de culpabilité et d'échec qu'il éprouve du fait de son impuissance à guérir et de son refus de la reconnaître publiquement, le rendent vulnérable aux pressions de l'équipe ou de la famille. Cela le conduit à entretenir un discours faussement optimiste alors même qu'il en connaît la vanité.

Par l'intermédiaire de ce discours illusoire, il va tout faire pour se « débarrasser » du malade et en confier la responsabilité à d'autres équipes auxquelles il donnera des informations plus ou moins succinctes. Il ne souhaite pas savoir ce que deviendra ultérieurement le patient.

Le monde paramédical

Dans les services qui prennent successivement en charge le patient, le personnel soignant * module son attitude en fonction du temps.

A la différence des médecins qui fondent leurs comportements sur des connaissances scientifiques, le personnel soignant méconnaît généralement la spécificité des états végétatifs. A son arrivée dans un service, le patient est considéré comme un malade parmi d'autres, avec toutes ses chances d'évolution et de récupération. Il bénéficie d'un regain de motivation et de mobilisation, chacun étant persuadé que tout n'a pas été fait et qu'il peut, lui, provoquer le « déclic » de l'éveil.

Les soins s'organisent autour d'un projet. Le personnel s'investit dans la tentative de restaurer une communication. Chacun parle au patient, le regarde, le touche, le mobilise, l'observe attentivement, cherche à recueillir tout signe manifestant qu'il y a perception de ces stimulations, implore presque une réponse. L'attitude commune peut se résumer en un mot : l'attente.

Puis les jours passent. Comme, le plus souvent, rien ne se produit, l'attente devient insoutenable. Lui font place, progressivement, deux attitudes nettement opposées, marquées cependant l'une et l'autre par une perte de motivation et un réel malaise.

Interprétations et projections

La majorité des soignants refuse la perspective de la chronicité de l'état végétatif. On entend très souvent des réflexions de ce genre : « Ce n'est pas possible qu'il ne se passe plus rien chez le malade, qu'on ne puisse plus rien faire, qu'il n'y ait plus d'espoir. »

Au fil des jours s'opére une sorte de « déviation ». L'attitude générale, jusque là faite d'observations attentives, glisse vers l'interprétation. Le soignant se met à chercher désespérément les signes d'une perception, d'une communication, que le patient ne peut manquer de lui renvoyer. Chacun modèle son comportement sur ses propres désirs et projette ceux-ci sur le malade. Et il reçoit ce qu'il envoie... Les mouvements, jusque là dépourvus de signification, deviennent porteurs de messages ; le grasping : serrement de main ; les mouvements incessants des yeux : poursuite du regard ; les grimaces : expression de la souffrance. Mû par ses réactions affectives, le

---

* Dans ce chapitre le terme de « soignant » est utilisé dans deux sens différents. Il désigne, dans certains passages, tout « professionel de la Santé » ayant une activité de soin. Le médecin, en ce sens, est un soignant. Dans le titre, le terme de « soignants » englobe aussi bien les médecins que les infirmières, les « aides-soignantes »... Dans d'autres passages, au contraire, le « personnel soignant » ou « les soignants » sont distingués des médecins. C'est le cas ici. Le sens du terme dépend donc du contexte. Pour éviter toute ambiguïté il aurait fallu parler de « médecins » et de « para-médicaux ». Cela aurait eu l'inconvénient de paraître définir ces derniers uniquement par leur rapport au corps médical.

soignant évite de s'interroger sur la rationalité de telles conclusions. Le décalage entre soignants et médecins s'accentue, aboutissant même à un désaccord et à une profonde désapprobation.

A ce stade, les soignants adoptent une attitude similaire à celle de la famille, le maternage. Ils se renforcent mutuellement dans un optimisme trompeur et encouragent la famille à les suivre sur la même voie.

Paradoxalement, la place importante de l'affectivité dans leur relation avec le malade peut devenir source de conflit, de « rivalité », avec la famille. Celle-ci se sent dépossédée de son proche parent, et chacun est persuadé être le mieux placé pour connaître et apprécier les besoins du patient.

Un tel phénomène de projection permet à beaucoup de soignants, même au bout de plusieurs années, de continuer à accomplir leur tâche, persuadés qu'ils sont que les soins doivent être poursuivis, puisqu'« il y a des signes » ou que ceux-ci ne peuvent manquer d'être émis. L'attente générale, vis-à-vis d'un malade en EVC, peut être ainsi résumée : « Qu'il nous fasse enfin, un jour, un signe. »

De cette attitude où se côtoient insatisfaction et optimisme indéracinable, le malaise et l'inconfort ne sont pas absents. Elle semble pourtant la plus vivable pour beaucoup et reste la plus répandue.

Impuissance et fuite

D'autres soignants, moins nombreux, sont envahis par un sentiment de totale impuissance : « Il n'y a plus rien à faire pour lui, nous perdons notre temps. » Avec l'absence de relation s'installent la perte de motivation et le désintérêt. Cela conduit à une attitude de « fuite » où l'on assure le minimum requis de soins avec un temps de présence auprès du malade le plus court possible. On n'entre dans la chambre que parce qu'on y est tenu. Rejet et dégoût s'expriment à travers un langage de dérision, le même que celui des médecins. Le personnel subit, dans tous les sens du terme, l'état végétatif. La chronicité qui s'impose progressivement conduit à une attitude contradictoire : perte de toute recherche d'objectif vis-à-vis du patient et de sa famille, mais aussi perte de la relation avec les médecins et condamnation de leur attitude.

Le malade disparaît du regard de chacun : il est devenu l'objet qui fait partie intégrante du décor, « la plante de la chambre n° X ». On ne parle plus de son cas entre médecin et personnel soignant. Pourtant celui-ci « en veut » au médecin qui impose cette charge sans explication ; il ne comprend pas qu'aucune décision ne soit prise, que rien ne se passe. Quelle décision ? Personne n'ose le dire, mais tous pensent qu'il appartient au médecin de « faire quelque chose ».

Vis-à-vis de la famille une contradiction existe également : on plaint ceux dont on reconnaît la souffrance, mais on les évite soigneusement.

LES OPINIONS

Le monde médical

Aux médecins dont nous avons observé les comportements dans leur propre service, nous avons posé un certain nombre de questions sur leurs opinions et leurs convictions. Nous avons constaté que leurs positions différaient nettement selon leur appartenance à l'un ou l'autre groupe évoqué précédemment. Il nous semble possible de schématiser les réponses obtenues de la manière suivante.

Acceptation des limites de la connaissance

Ceux qui s'interrogent et recherchent de nouveaux modes de prise en charge s'expriment à peu près ainsi :

« Qu'est devenu pour vous ce malade ? »

– « C'est un être humain, très handicapé certes, totalement dépendant, inconnu, mais il appartient à la famille humaine. »

– « *Que pouvez-vous pour lui ! »*

La réponse est plus complexe, elle comporte différents éléments :

« Je ne peux rien pour le guérir. Je suis pour l'instant aux limites de mes connaissances et il me faut bien l'accepter, même si cela me fait souffrir.

« Je me dois de laisser faire la nature, par exemple ne pas engager un traitement si survient une infection grave intercurrente. Mais je dois lui prêter assistance, et j'organise en conséquence les soins dont il a besoin (y compris l'alimentation). Je cherche à préserver au mieux la dignité de l'homme qu'a été ce patient en EVC.

« Je peux en revanche apporter une aide à sa famille : entreprendre avec elle un patient travail d'information et d'accompagnement. »

– « *Qu'attendez-vous de ces malades ? »*

– « Nous n'avons rien à attendre d'eux. Cependant nous pensons que ces patients en EVC continuent à jouer un rôle : ils nous renvoient à nos limites et à nos responsabilités, ils nous font réfléchir sur la vie et la mort. Produits de nos sociétés, ils nous obligent à en reconsidérer certains aspects. Ils nous permettent d'approfondir le mystère de la vie de l'homme. »

Mise à distance et rejet

Les médecins qui appartiennent au second groupe répondent plus brièvement :

« Qu'est devenu pour vous ce malade ? »

– « Rien ni personne. La perte des capacités de relation signifie qu'il n'y a plus de vie humaine. Ces malades ne sont plus pour nous des individus, ce ne sont pas non plus des animaux, mais simplement des corps. »

– « *Que pouvez-vous pour lui ? »*

– « Rien. Actuellement, il n'existe aucune traitement curatif ; on peut même s'interroger sur les règles habituelles concernant le soin de tels patients. Les soins dits de confort ne sont-ils pas illusoires en ce sens qu'ils entretiennent l'illusion dans les familles ? »

Une minorité de médecins se dit prête à arrêter tout soin y compris l'hydratation et l'alimentation. Certains prennent cette décision et rencontrent alors l'opposition des soignants ; d'autres sont retenus uniquement par des considérations médico-légales.

« *Qu'attendez-vous d'eux ?* »

– « Rien. »

Pour la plupart de ces médecins, la question fondamentale reste : « Le patient en EVC est-il ou non vivant ? Est-il ou non humain ? » Dans le doute, ils choisissent, provisoirement, une réponse positive : « Tant que nous n'aurons pas une meilleure connaissance des EVC, nous traiterons les patients comme si quelque chose d'humain demeurait en eux. »

Ces médecins ne souhaitent pas aller plus loin dans leur questionnement. A travers leurs réponses nous avons cru pouvoir déceler un désir de mort plus ou moins avoué.

Opinions communes

Quel que soit le groupe auquel nous avons pensé pouvoir les rattacher, tous les médecins que nous avons interrogés éprouvent un sentiment de frustration ou d'échec en raison de l'impuissance actuelle de la médecine dans le cas des EVC. De plus, ils ont tous la même opinion sur un certain nombre de points.

– L'état végétatif est un produit du fonctionnement actuel de notre société. En conséquence, celle-ci se doit de prendre en charge les patients et de leur donner des conditions de survie décentes.

– Il est devenu indispensable d'entreprendre une campagne d'information et de prévention qui touche l'ensemble de la population. Toute prévention reste illusoire si elle n'est pas associée à une information qui montre directement et concrètement les conséquences des comportements. En faisant comprendre ce qu'est l'EVC, il faudrait, par exemple, susciter une prise de conscience à propos des conduites agressives et imprudentes sur la route, et faire accepter une surveillance médicale régulière chez les personnes atteintes d'une pathologie à risque.

– En ce domaine, les médias sont un moyen privilégié d'éducation et de prise de conscience. Tous nos interlocuteurs attachent également une importance particulière à un autre rôle que pourraient jouer les médias : démystifier l'image de la médecine dont le public connaît les progrès et non les limites, faire comprendre que, contrairement à ce qui est habituellement montré, elle n'a pas réponse à tout. L'image de toute-puissance actuellement donnée contribue, en effet, à accentuer les difficultés relationnelles entre le monde médical, les familles, et le monde paramédical.

– Tous les médecins appellent de leurs vœux une large information, accessible au public et précise, qui dissipe l'actuelle confusion du langage. Certains termes (coma, coma dépassé, mort cérébrale, état végétatif) sont en effet trop souvent utilisés les uns pour les autres, alors qu'ils correspondent à des réalités bien différentes.

– L'ensemble des médecins interrogés a conscience de l'énorme charge que représente le retour à domicile d'un patient en EVC. Sans pouvoir toujours l'éviter, faute de structures d'accueil, tous pensent qu'hormis quelques cas exceptionnels, le retour dans la famille a de trop lourdes conséquences pour celle-ci et n'est pas souhaitable.

– Qu'ils maintiennent ou non une relation avec les familles, les médecins se sont accordés à dire que ces familles peuvent et doivent être consultées à propos des décisions à prendre, mais qu'il est inacceptable d'en laisser peser sur elles toute la responsabilité.

– A la question : « Que souhaitez-vous à ces patients en EVC ? » tous ont répondu : « Pour eux-mêmes et pour leur famille, nous leur souhaitons une mort rapide. »

Le monde paramédical

– Pour l'ensemble des soignants, le malade en état végétatif reste un être humain.

– L'insuffisance de leurs connaissances médicales, le manque de curiosité, l'absence d'informations sur la pathologie du malade ne leur permettent pas d'accepter la notion de chronicité : ils constatent la permanence de l'état végétatif, mais ne croient pas à son irréversibilité. Cela les conduit à conserver au fond d'eux-mêmes, quoi qu'il arrive, quel que soit le temps écoulé, le vague espoir qu'enfin, un jour, « quelque chose se passe ». Beaucoup pensent que là où la science bute, l'affection, l'amour, les gestes quotidiens permettent seuls de retrouver un code d'accès à cet inconnu qu'est le patient en état végétatif.

– Lorsqu'une attitude de rejet s'exprime dans le langage ou dans l'action, elle ne signifie que frustration, impuissance, sentiment d'inutilité. Certains parlent même de « l'ingratitude » du malade à qui on donne tant de soins et de dévouement, et qui ne rend jamais rien.

– Tous nos interlocuteurs ont exprimé leur solitude face au malade qui demeure en état végétatif :

Solitude dans l'espoir irrationnel qu'on ne peut partager.

Solitude dans des soins dont on ne sait plus pour qui, pourquoi, autour de quel projet les organiser.

Solitude dans une équipe où chacun finit par agir suivant son propre instinct, ses propres convictions, ses propres désirs.

Solitude face au médecin qui se désintéresse, qui ne donne ni information ni explication sur les décisions prises.

Solitude face à la famille qu'ils côtoient perpétuellement et qui projette sur eux sa souffrance, son absence de rationalité, quelquefois son agressivité.

Solitude dans l'ignorance du discours médical tenu à la famille.

Solitude dans le conflit intime entre l'affection et les réactions d'identification qui finissent par naître envers le malade, et le désir latent de mort. Cette mort est souhaitée plus ou moins ouvertement ; elle mettrait fin à la souffrance du patient et de sa famille, mais aussi à ce conflit qui fait souffrir le soignant.

– Tous expriment l'horreur que fait surgir la perspective d'être soi-même réduit à une telle situation ; ils préféreraient mourir, plutôt que de devenir semblables à ce malade, la pire des choses, pour eux, étant la perte de l'image de soi. Bien qu'ils l'aiment, ils perçoivent le patient en état végétatif comme une caricature de l'être humain.

– Cependant tous, unanimement, rejettent fortement l'idée de l'arrêt des soins ; ils s'opposent particulièrement à l'arrêt de l'hydratation et de l'alimentation.

– Tous se sentent incapables de travailler dans une structure qui n'accueillerait que ce type de malades.

ANALYSE DES RÉSULTATS DE L'ENQUÊTE

Conséquences de la diversité des attitudes

L'attitude assez fréquente de rejet contribue à maintenir l'état de méconnaissance qui prédomine actuellement : méconnaissance de ce qu'est l'EVC, de ses conséquences et du devenir des malades. Aussi bien chez les médecins que chez les autres soignants, la formation et l'information sont trop succinctes (quand elles ne sont pas inexistantes) pour donner une image adéquate de l'EVC et rendre possible une approche rationnelle des problèmes posés.

De la diversité des opinions et attitudes, ou même de leur opposition irréductible, naissent des conflits insolubles, des barrières infranchissables entre familles, médecins, autres soignants. Cela met obstacle à l'analyse des besoins et de l'intérêt de ce malade qui ne peut plus rien dire ; il devient alors très difficile de définir des conduites à tenir sensées.

L'enquête nous a montré que les équipes qui prennnent successivement en charge le même patient en arrivent à adopter des conduites incohérentes les unes par rapport aux autres. C'est vrai également à l'intérieur de chacune d'entre elles (confusion entre les soins qui sont dûs et les traitements dont il vaudrait mieux s'abstenir, succession de réanimations abusives et d'attitudes d'abandon...).

La conséquence principale de cette diversité d'attitudes est l'absence de consensus. Aussi la famille se retrouve-t-elle seule, sans avoir compris ni ce qui s'est produit ni ce qui va arriver, et seule, en fin de compte, à prendre en charge le malade.

L'élément dominant

Partout où nous a menées notre enquête, nous avons rencontré un mal-être fait de désarroi, d'impuissance, d'incompréhension, de souffrance. Certains veulent continuer à s'interroger sur ce qu'il serait possible de faire ; d'autres sont persuadés qu'il n'y a rien à faire. Pourtant, partout, une interrogation : comment trouver une possibilité de vivre mieux le soin des malades en EVC et la présence auprès d'eux ?

La situation actuelle peut être résumée ainsi :

– un homme en état de survie,
– un médecin en état de doute,
– un soignant en état de désarroi,
– une société en état de carence.

Les causes de cette situation

La civilisation occidentale du XXe siècle est une civilisation de production où il faut à tout prix rentabiliser l'action, et donc, toujours, parvenir à un *résultat*. Pour cela, nous apprenons à fixer des objectifs.

Que nous soyons médecin ou soignant, nous raisonnons en termes de projets pour nos malades. Le langage actuel de la médecine et du monde paramédical privilégie essentiellement deux dimensions du soin : le soin curatif, le soin palliatif, l'un s'associant à l'autre suivant le contexte et les équipes.

Raisonner en termes de soins curatifs, c'est choisir l'échec. Lorsque l'état végétatif est devenu chronique, le traumatisme ou la pathologie initiale ne relèvent plus d'un traitement. Nous sommes face à un patient dont les fonctions végétatives s'assurent d'elles-mêmes (le cœur bat, la température est régulée, la respiration, la digestion, l'élimination sont spontanées...). Dans l'état actuel de nos connaissances, il n'existe pas non plus de traitement capable de guérir les lésions cérébrales responsables de la perte de la vie relationnelle. Il n'y a, dans tout cela, pas de place pour des soins curatifs. Plus fondamentalement le vocabulaire l'exprime bien, l'EVC n'est pas une maladie, c'est un état. C'est courir à l'échec que de vouloir traiter celui qui n'est pas malade.

Raisonner en termes de soins palliatifs, c'est aussi choisir l'échec. Le concept de soins palliatifs utilisé actuellement signifie, dans le langage courant, soins de fin de vie. Le traumatisme initial et ses conséquences ont certainement diminué la durée de vie du patient, mais on ne sait pas de combien. On ne peut donc pas parler de stade terminal.

Parler de soins palliatifs sous-entend aujourd'hui un accompagnement vers la mort. Or l'accompagnement nécessite un échange, ce qui est irréalisable en cas d'EVC.

Il va mourir, mais quand ? Chacun de nous va mourir, mais quand ? Irions-nous dire que toutes nos relations sont un accompagnement mutuel vers la mort ?

C'est courir à l'échec que de vouloir faire vivre sa mort à celui qui ne peut plus rien exprimer et qui n'est pas prêt à mourir.

Acquérir un autre regard

Quel est le sens de cette *médecine dépouillée de ses dimensions curative et palliative* ? Comment ne pas nous sentir inutiles et frustrés lorsqu'aucun *résultat* ne vient conforter et gratifier notre rôle et notre image de soignants ?

Cette frustration et cette incertitude, nous les avons profondément ressenties au cours de notre vie d'infirmières. La détermination à passer outre et la réflexion nous ont conduites à comprendre qu'il peut exister un autre regard. Rien ne peut diminuer la souffrance qui entoure l'EVC ; mais ce nouveau regard peut permettre d'acquérir la sérénité de celui qui sait où il est, pourquoi et comment il agit et où il va. Pour cela il nous a été personnellement nécessaire de reconsidérer et d'approfondir certaines notions qui semblaient « bloquer » notre réflexion, celles-là même qui nous sont apparues centrales au cours de notre enquête : il nous est ainsi apparu capital de nous interroger sur le *vocabulaire* employé, sur ce qui permet de *valoriser* l'action soignante, et sur le travail de *deuil*.

Nous avons acquis au sein de notre Groupe de recherche l'évidence que nous devions définir avec précision les *mots* et les utiliser à bon escient. D'autres chapitres de cet ouvrage s'attachent à définir les termes de coma, d'état végétatif, de chronicité. Il serait regrettable que l'on n'essaie pas, d'un commun accord, de dissiper la confusion actuelle du vocabulaire : l'imprécision des termes crée des situations ambiguës où personne ne sait ce que comprend son interlocuteur. Comme nous l'avons déjà rappelé, on confond encore trop souvent, dans le public comme dans le monde des soignants, les termes de coma, coma dépassé, état végétatif...

L'utilisation courante d'un autre mot nous a particulièrement frappées : celui de « réveil ». On parle couramment de comateux qui se réveillent. Or il nous est apparu beaucoup plus juste de dire qu'un malade qui sort du coma entre en « phase d'éveil ». Les dictionnaires donnent des définitions proches de ces deux termes, mais avec des distinctions importantes.

Se réveiller, c'est sortir du sommeil tel qu'on y était entré, rapidement et totalement. S'éveiller cela signifie parfois également « sortir du sommeil ». Mais on s'éveille aussi à une réalité nouvelle ; cela se fait progressivement et demande du temps. Si l'on parle de « réveil », comment faire comprendre, a fortiori accepter, le temps nécessaire au malade pour récupérer et se stabiliser et d'autre part l'incertitude sur les progrès qu'il réalisera et leurs limites. L'éveil n'est pas un retour à l'état antérieur, mais un recommencement.

De la même façon, nous avons nous-mêmes continué d'utiliser, faute d'avoir trouvé un meilleur terme, le mot de « malade », même lorsque l'état végétatif est devenu chronique. Pourquoi éprouvons-nous toujours le besoin d'ajouter ces mots de « malade », « patient », « personne » ? Il est vrai qu'on se heurte ici à une difficulté objective : il n'y a pas d'adjectif ou de substantif pour désigner l'être humain en état d'EVC ; « végétatif » serait trop ambigu...

Un autre terme est source de confusion : celui de « soins palliatifs », comme nous l'avons dit précédemment. Pourtant le mot « pallier » signifie « remédier à quelque chose de façon incomplète ou provisoire ». Dans ce sens et uniquement dans celui-là, l'EVC relève effectivement de soins palliatifs. Nous ne remédions qu'à son état de dépendance physique, et seulement de façon incomplète puisque nous sommes dans l'impossibilité d'apprécier pleinement ses besoins réels.

Il ne s'agit pas, dans toutes ces remarques, de distinctions oiseuses. Préciser le langage, c'est se donner la possibilité de mieux se situer dans l'action. Jeter un autre regard sur les mots peut aider à trouver la justification de notre rôle et à donner une nouvelle dimension à nos soins.

L'EVC relève de soins palliatifs, au sens que nous venons de définir. Dans ces soins, nous allons au devant des besoins de celui qui ne peut les exprimer, nous lui conservons jusqu'au bout un maximum de dignité physique, une image d'être humain. C'est là, à notre avis, que nous avons à chercher la *valorisation* de notre rôle de soignants.

Le rôle du médecin peut aussi retrouver sa dimension humanitaire traditionnelle. Si la relation n'existe plus avec le « malade » en EVC, elle devient fondamentale envers ceux qui composent son environnement, famille et soignants.

Mais cette relation, pour être juste, doit faire place à la troisième des réalités sur laquelle nous voulions attirer l'attention : l'indispensable *travail de deuil*. On dit souvent : « Il faut toujours sauvegarder l'espoir. » Quelle forme d'espoir ? N'est-ce pas se voiler la face et se priver des moyens d'aller plus loin, que de refuser de voir la réalité ? L'espoir, de moteur, devient alors frein. Il empêche le travail de deuil sans lequel nous ne pouvons pas « recommencer ».

Et pourtant, quand nous posons la question : « Qui est-il ? », nous commençons déjà à faire le deuil de l'individu. Il était X, membre d'une famille, maillon d'une chaîne de relations et d'échanges. Il n'est plus et ne sera plus celui que nous avions connu. Il semble ne plus avoir de rôle. Il est devenu autre, un être dans lequel je ne reconnais plus mon semblable parce qu'il est devenu incapable de toute forme d'expression, geste ou langage, dont nous ayons la clef. Et pourtant, il est !

Le deuil que nous devons faire n'est pas celui de la vie, mais celui de la relation et de certaines formes d'espoir.

Chacun de ceux qui gravitent autour de tels patients devra, à un moment ou à un autre, affronter cette démarche de deuil. Cela nécessite une implication et une réflexion personnelles, sans doute aussi une réflexion commune. A l'évidence le problème de l'EVC n'est pas seulement médical. Il est devenu un problème de société qui ne peut s'envisager qu'en y incluant le maximum de données, qu'elles soient anthropologiques, éthiques, juridiques ou pratiques. Nous sommes tous concernés de par notre profession, notre appartenance à la société, le rôle que nous y tenons.

La réflexion autour de l'EVC ne peut être que pluridisciplinaire ; c'est ce qu'a tenté de faire notre Groupe de recherche.

Une enquête sur les attitudes familiales

Cécile Léau, Dominique Hildgen-Hémon,

A la différence des malades qui sortent d'un coma avec des séquelles plus ou moins importantes, ou de ceux dont l'état comateux évolue progressivement jusqu'à la mort, les patients en état végétatif chronique (EVC) forment une catégorie très particulière : ils survivent dans leur corps tout en n'ayant apparemment pas grand'chose de commun avec les autres êtres humains, ils n'échangent plus rien avec ceux qui les entourent puisqu'ils semblent ne recevoir ni exprimer quoi que ce soit. Tout au long de leur survie ils posent des problèmes médicaux, moraux et sociaux presque insolubles.

Connaissant et soignant de tels patients dès leur première hospitalisation, continuant à les voir et à les suivre ensuite pendant une durée plus ou moins longue, nous nous sommes interrogées sur leur devenir.

Une enquête menée auprès de services de rééducation fonctionnelle et de long séjour ou à domicile nous a montré que quels que soient la famille, son niveau culturel, son environnement social, le cheminement suivi et les répercussions d'un EVC sont semblables. Le traumatisme originel du malade ou du blessé induit inévitablement un traumatisme familial. L'évolution et la confirmation de l'état végétatif chronique maintiennent la famille dans un déséquilibre qui peut se révéler destructeur et qui crée en tout cas le plus souvent une situation de grand isolement.

Tout cela est bien résumé par une phrase du père d'un jeune homme en état végétatif depuis cinq ans : « C'est un ensemble qui est traumatisé et qu'il va falloir sécuriser, tranquilliser, remettre en confiance ».

PENDANT LA PHASE INITIALE DE COMA

Il nous a semblé souhaitable de ne pas nous limiter à la description des répercussions familiales au stade de l'EVC, mais de décrire quelques-unes des attitudes qui se mettent en place dès la phase initiale de coma, alors que le patient est soigné dans un service de réanimation. Ces attitudes se renforceront avec le temps et expliquent en partie la nature et l'importance des problèmes ultérieurs.

La première réaction de la famille consiste le plus souvent en un désarroi engendré par la brutalité de l'événement et un sentiment d'impuissance. Elle est renforcée par la difficulté à appréhender un monde inconnu dans son organisation et son langage, et par l'inadéquation des renseignements donnés par les équipes soignantes (les explications sont succinctes ou abondantes, mais parfois contradictoires, le plus souvent inaccessibles). Ce désarroi se mue très vite en soupçon. « On nous a dit : il va peut-être mourir ; or il ne meurt pas. On nous a dit : son cas est désespéré ; or dix jours plus tard nous le voyons encore en vie. Dans ces conditions qui peut nous empêcher d'espérer ? Si l'équipe médicale s'est trompée à propos de la mort, pourquoi n'en serait-il pas de même en d'autres domaines ? »

Ces interrogations et ces doutes ont des répercussions importantes ; ils font perdre confiance dans le discours médical et entretiennent un espoir illimité qui se maintiendra, dans bien des cas, même après l'affirmation de la chronicité de l'état végétatif. Cela explique l'agressivité de bien des familles envers le personnel médical et paramédical, accusé de n'avoir ni fait ni dit ce qu'il fallait.

Cette incompréhension et ces doutes proviennent partiellement de la manière d'informer la famille. Mais celle-ci, est le plus souvent, plongée dans un état de stupeur qui la rend imperméable à tout discours. Les membres de la parenté, pour affronter le choc, adoptent des comportements divers dont le plus commun est la négation de la réalité, substituant des représentations imaginaires à une vérité intolérable. Cette négation est d'ailleurs entretenue par une ignorance de la physiopathologie du coma.

Cette stupeur représente un véritable écueil pour les soignants qui cherchent à renouer une relation avec les proches ; ils se heurtent à un véritable mur de silence.

A mesure que le temps passe, les divers membres de la famille vont cependant évoluer différemment, certains continuant à espérer quoi qu'on leur dise, d'autres commençant à se poser et à poser des questions. Apparaît alors un contraste frappant entre le resserrement des liens familiaux et sociaux et l'évidente solitude de certains membres de la famille du fait de ces divergences d'attitudes. Les amis, la famille lointaine, les collègues de travail sont encore très présents à ce stade, et pourtant s'installe déjà un décalage entre ceux qui « y croient » et ceux qui « doutent ».

A ce stade débute aussi un autre processus, celui de la non-reconnaissance du malade. Focalisée sur ses angoisses, ses désirs, les tensions qui naissent entre ses membres, la famille opère un premier changement, un premier travail de deuil : intégrer le départ d'un de ses membres. Parallèlement celui-ci va devenir un étranger. Totalement pris en charge par la structure et l'équipe médicales, l'individu devient un malade que ses proches ne reconnaissent plus et qui leur échappe.

A peine remise de ce premier traumatisme qu'a été le départ, inconsciente de ce qu'elle va vivre, la famille se trouve confrontée à un second choc, le retour de celui qui est devenu un inconnu. En effet, à partir du moment où l'état végétatif se confirme, l'absence de structures spécialisées conduit à l'alternative du retour au domicile ou du placement en service de long séjour, qu'il y ait eu ou non passage par un service de rééducation fonctionnelle.

EN RÉÉDUCATION FONCTIONNELLE

Il existe le plus souvent un énorme décalage entre les significations données à ces deux mots par la famille d'une part, l'équipe soignante d'autre part.

Pour la famille, ils justifient un regain d'espoir : on a sauvé la vie du malade, maintenant on va le rééduquer, ce qui sous-entend qu'il récupérera quelques fonctions ; on va lui réapprendre quelque chose, ce qui laisse espérer qu'il communiquera à nouveau. De telles attentes ne sont d'ailleurs pas contredites par l'attitude de certaines équipes.

Pour les soignants, la rééducation fonctionnelle représente une tentative ultime et nécessaire avant de confirmer l'état végétatif.

A cette phase de rééducation correspond une modification des relations à l'intérieur de la famille. Le plus souvent ce sont les parents, quel que soit leur âge, que le patient soit ou non marié, qui s'impliqueront le plus dans les méthodes de stimulation. Les enfants, les autres membres de la fratrie, l'époux ou l'épouse encore jeune, vont être écartés et assimilés au réseau extérieur de solidarité. Un des membres de la famille, le plus souvent la mère, devient le chef d'orchestre qui affirme que le malade fait ou non des progrès, qui juge de ce qui est bon pour lui... Nous avons d'ailleurs observé personnellement qu'un tel remaniement des rôles et une telle mise à l'écart de la plupart des membres de la famille peuvent se produire dès le début de l'hospitalisation.

Lorsque, à l'issue de la réanimation, le patient n'est pas ainsi envoyé dans un service de rééducation fonctionnelle, il sort brutalement d'un système de soins intensifs, et la famille interprète ce fait comme un abandon de son malade ; cela représente pour elle la phase la plus critique et la plus déséquilibrante, où elle perçoit tout le poids de la prise en charge d'un patient en EVC. Des études réalisées à l'aide d'échelles analogiques et psychiatriques ont d'ailleurs montré qu'à une moins grande intensité des soins correspond une plus grande souffrance des familles. Dans tous les cas, ce que l'on appelle « le fardeau subjectif des familles » s'accroît avec le temps.

EN SERVICE DE LONG SÉJOUR

Au bout de plusieurs mois de Rééducation, mais aussi, et de plus en plus souvent, dès la sortie du service de réanimation, la certitude d'une installation dans la chronicité de l'état végétatif s'impose à l'équipe médicale.

L'impossibilité de garder les patients dans de tels services, en raison du coût et du manque de place, conduit les équipes à proposer un placement, le plus souvent en service de long séjour, gériatrique ou psychiatrique. Cela se produit, en moyenne, au bout de 6 à 8 mois. Deux attitudes extrêmes se dessinent alors.

La famille qui se sent « abandonnée », découragée et traumatisée, mesure les limites de ses possibilités dans une situation qu'elle ressent comme sans issue. Bien que fortement culpabilisée, elle espace peu à peu ses visites et finit par laisser le patient à la charge de la structure d'accueil et par rompre tout lien avec celui qui est devenu pour elle un inconnu.

Cela se produit souvent lorsque le patient est encore jeune et vivait en couple avant son accident. Une longue « espérance de vie », la présence d'enfants en bas âge, l'impossibilité pour le conjoint de quitter la vie professionnelle, le sentiment de ne plus reconnaître l'être antérieurement choisi expliquent cette prise de distance. Celle-ci s'opère rarement sans souffrances ni difficultés de toutes sortes (problèmes de divorce, de gestions des biens...). Si les parents, notamment la mère, sont encore en vie, la situation peut devenir conflictuelle et même dramatique. La mère a tendance à « reprendre » son enfant, finit par écarter son gendre ou sa bru, mais en même temps lui reproche ce qu'elle juge un abandon.

Il n'en va pas toujours ainsi. Lorsque le patient est plus âgé, que ses enfants ont déjà quitté la maison ou sont sur le point de le faire, la stabilité préalable du couple est un élément déterminant. Si c'est la femme qui est en EVC, le mari va subir cet état, mais il se retrouve le plus souvent abandonné par ses enfants. Si à l'inverse c'est l'homme qui se trouve en EVC, l'épouse perd généralement ce rôle pour endosser celui de mère et se comporter comme si le patient était son enfant.

Rivée à son espoir d'amélioration, déchirée entre la charge trop lourde qu'elle supporte difficilement et le désir de ne pas couper tout lien, la famille va transposer son sentiment de culpabilité en agressivité dirigée contre l'équipe soignante : « On ne fait pas ce qu'il faut, on n'a pas vu les signes d'éveil, on ne s'occupe pas correctement du bien-être du malade. »

Cette agressivité se nourrit des soupçons et de la méfiance apparus dès la réanimation. Se sentant abandonnée, désespérant de la médecine, la famille finit par exercer une pression très forte sur les médecins. Allant parfois jusqu'au chantage ou à la menace d'actions en justice, elle contraint alors l'équipe médicale à employer des moyens extraordinaires, à engager des traitements qu'on peut juger totalement inappropriés. Nous pourrions en citer de multiples exemples. Ainsi, telle mère, qui trouvait son fils de 35 ans (en EVC depuis trois ans) anormalement pâle, a exigé une analyse de sang puis une transfusion ; telle autre a réclamé que l'on déplace le SAMU et que l'on conduise son fils en réanimation lorsqu'il eut, au bout de deux ans d'EVC, une bronchopneumopathie.

Si ces attitudes semblent extrêmes, elles n'en sont pas moins fréquentes et font que la plupart des placements en long séjour s'avèrent des échecs, et aboutissent finalement soit à une rupture totale entre la famille et l'équipe soignante, durement resentie par tous, soit au retour au domicile.

LE RETOUR AU DOMICILE

Même lorsqu'il est décidé pour d'autres raisons que de tels conflits, le retour à domicile crée une situation très éprouvante pour la famille. Celle-ci, dans un contexte d'affectivité intense, se trouve tout à coup privée du soutien d'équipes compétentes, harcelée par les difficultés quotidiennes, démunie devant l'ampleur de la tâche.

Restructuration des lieux et modifications du niveau de vie.

Accueillir un patient en EVC au domicile implique qu'un des membres de la famille consacre la plus grande partie de son temps et de son énergie aux soins (toilette, lever, changes, coucher, alimentation, aspirations...). Nous l'avons déjà dit, c'est le plus souvent la mère qui se charge de tout cela. Si elle avait une activité professionnelle, elle doit y renoncer. L'allocation tierce personne, correspondant à peu près au SMIC, tarde souvent à être versée (encore faut-il que le patient ait atteint l'âge de 20 ans). Les frais courants de pharmacie, que la famille n'avait pas à assumer tant que le patient était hospitalisé, retombent tout à coup sur elle. Les coûts augmentent lourdement alors même que les revenus baissent...

Un aménagement du domicile est en outre le plus souvent indispensable ; il est, lui aussi, à la charge de la famille. Les caisses d'assurance-maladie prêtent quelquefois le matériel lourd (lit, matelas à eau, fauteuil, système d'aspiration, nutripompe...), mais pas toujours. Tout cela grève le budget familial, demande beaucoup d'organisation, d'esprit inventif, de capacité à supporter les tracas et à surmonter le découragement. Et de la persévérance : dans tel cas que nous connaissons, les indemnités dues par les assurances n'avaient pas encore été versées au bout de cinq ans ! Or la famille est le plus souvent seule à se débattre dans ces problèmes financiers et juridiques. L'assistante sociale, quand elle est présente, ne maîtrise pas toujours l'éventail des informations indispensables. C'est l'une des raisons d'être de l'Association nationale des familles des traumatisés crâniens : renseigner et apporter un soutien dans ces débuts difficiles.

Réorganisation de la cellule familiale

L'accueil au domicile a des répercussions encore plus lourdes à long terme. Il nécessite en effet une réorganisation de la cellule familiale dans ses rôles, ses habitudes, sa vie sociale ; il exige un remaniement des liens préexistants autour de celui qu'on aimait et que l'on découvre radicalement autre.

Comme nous l'avons déjà dit, ce retour crée un second choc dans la famille, car elle n'avait pas mesuré auparavant ce qu'elle allait devoir vivre. Elle espérait retrouver quelque chose de l'existence antérieure ; or tout est changé. Plongée dans un abîme d'incertitudes, habitée de sentiments contradictoires (le doute mais aussi un fol espoir qui fait penser : nous saurons faire face), elle souffre de se sentir abandonnée ; révoltée ou résignée, elle doit accomplir seule un immense travail de deuil.

Il s'agit d'abord pour elle – et cela prend beaucoup de temps – de prendre conscience qu'elle accueille un être *différent*, caricature de celui qu'elle chérissait, aussi bien au plan mental (il ne communique plus) qu'au plan physique (ses membres sont déformés par les rétractions ; les dermatoses, la bouffissure du visage, les odeurs... lui ont fait perdre toute attirance).

Il faut ensuite renoncer aux projets qui avaient été formés pour le patient ou avec lui (études, travail...).

Le troisième remaniement, bien que moins apparent, n'en est pas moins important. De sa réussite ou de son échec dépendent l'éclatement ou le fragile équilibre de la famille.

Dans la cellule familiale chacun assume en effet un rôle propre (père, mère, enfant), fait de lois, de codes, d'habitudes. Or le patient en EVC n'a plus d'autre rôle à jouer que celui d'être là, présent ; et, paradoxalement, toute la vie familiale va devoir s'organiser autour de lui.

Certes, dans la mort aussi, la perte du rôle est définitive, mais rien ne vient troubler la certitude : « Je n'ai plus de mère, ou de sœur... ». Dans la situation de l'EVC, où placer X qui n'est plus un père, un frère, une sœur, mais simplement X ? Comment expliquer à des enfants que Papa n'est plus le père qui rassure, gronde, guide, mais seulement cet être immobile et muet qui jamais ne donne encouragement ou reproche, et qui a besoin de tant de soins ? Il faut bien, pourtant, lui trouver une place dans le tissu familial.

Notre enquête nous a montré que, quels que soient son âge et son histoire antérieure, le patient en EVC ne restera dans la famille que s'il retrouve une place de « petit enfant » accréditée par un maternage intensif. La réintégration du domicile se passe comme une seconde naissance et dépend, comme le développement d'un enfant, du remodelage des liens familiaux.

L'entourage

Si la famille arrive à se situer et à survivre tant bien que mal dans ce schéma, il en va autrement du tissu social qui l'entoure.

Ceux qui, au commencement, ont fréquemment manifesté leur présence se lassent. Ils perdent vite tout espoir d'éveil et supportent mal cet étrange enfant. La famille lointaine, les collègues, les amis espacent leurs visites. Il devient malaisé de se rencontrer : peu de sorties, pas de vacances ni de voyages, pas de visites trop loin du domicile (qui garderait le patient, qui serait capable de s'en occuper ? et comment l'emmener avec soi ?). Les rencontres au domicile familial deviennent, elles aussi, difficiles : le patient fait peur aux petits enfants ; il n'est guère agréable de le voir, de l'entendre cracher quand on est attablé ; il sent mauvais... Cette lassitude, ce dégoût qui finissent par naître dans l'entourage sont renforcés par la gêne de la famille elle-même (en fait elle commence à avoir honte de son malade). Les liens se distendent ; la famille s'enferme de plus en plus sur elle-même ; seuls quelques proches maintiennent le contact.

Le poids de la prise en charge, l'isolement, un tumulte de sentiments contradictoires (doute et espoir, honte et désir de vivre comme avant, culpabilité et désir de mort, sentiment d'abandon et révolte) conduisent certaines familles à s'écarter radicalement de l'évidence médicale et à se lancer dans toute entreprise susceptible d'apaiser ce tumulte. Ainsi le « patterning », méthode de stimulations intensives où des dizaines de personnes se relaient auprès du malade, recrée l'illusion d'un environnement et d'un soutien social, apaise la honte, atténue la culpabilité en donnant la conviction que tout aura été tenté, entretient l'espoir et efface le doute. Et puis... au bout d'un certain temps, l'absence de progrès fait basculer ces sentiments dans l'autre sens, on se sent coupable de ne pas avoir obtenu d'amélioration, on a honte d'éprouver de la fatigue, l'entourage se relâche...

Et la mère, seule, continue d'assumer la charge du malade...

L'attitude de la mère

C'est la mère qui donne au patient en EVC sa place d'enfant, qui l'y impose et l'y maintient, et ceci bien souvent aux dépens des autres membres de la famille. Elle lui consacre tout son temps, toute son énergie ; elle fait passer les besoins de cet « enfant » avant ceux de tous les autres. Le père se réfugie dans son travail, les autres enfants s'absentent dans toute la mesure du possible, la situation peut évoluer jusqu'au drame (suicide, dépression...). Tout se passe dans ces cas comme si la mère, par la force de son amour, avait choisi un schéma de survie et obligé autrui à l'y suivre. Elle est malheureusement la seule à tenir un rôle actif ; les autres demeurent des spectateurs, plus ou moins coopérants, plus ou moins présents, mais en marge de cette relation exclusive.

La mère réenfante, retrouve tout au fond d'elle-même le don de la vie, réinvente de toutes pièces un être qu'elle avait porté pendant neuf mois ; elle en fait « sa chose » dont elle seule devine les besoins et peut s'occuper pleinement. Peut-être est-ce dans cette première gestation qu'elle retrouve le souvenir de ce que personne d'autre ne peut connaître, celui de la relation, fruste et primaire mais intense, avec un être qui ne parle pas et ne communique pas, ce qui lui permettrait de vivre l'entretien de celui qui est totalement dépendant d'elle comme une seconde gestation. Mais de celle-ci personne ne connaît le terme. Il s'agit cette fois d'un état définitif où la mère s'installe, coupée de ce qui l'entoure, repliée sur elle-même et sur cet enfant, recréant le lien unique d'un amour dont l'objet lui appartient totalement, quelles qu'en soient les conséquences pour ceux qui vivent autour d'elle.

LA MORT

La mort du patient en EVC, à plus ou moins long terme, est un sujet rarement abordé, voire écarté de la conversation. Et pourtant la question s'impose d'elle-même : « Combien de temps peut-il vivre encore ? » On pressent, dans beaucoup de familles, après de longues années d'EVC, un conflit entre des sentiments contradictoires : une grande lassitude, un désir de mort masqué, et la culpabilité d'éprouver un tel souhait.

De plus s'opposent un tel désir d'une fin proche et l'angoisse de celle-ci. Non pas seulement l'angoisse de la mort de l'être soigné et aimé, mais aussi celle de se retrouver les mains vides, de voir s'écrouler cette organisation familiale si péniblement acquise et d'avoir à repartir à zéro, à tout recommencer, à retrouver une place dans le monde « normal » quitté depuis si longtemps.

CONCLUSION

Certains des propos que nous avons tenus paraissent sans doute durs. Précisons que nous n'avons aucunement eu l'intention de porter un jugement sur les personnes et que, si telle ou telle phrase semble au lecteur manifester une réprobation, cela est dû à la très grande difficulté de trouver une expression adéquate, et c'est en tout cas contraire à ce que nous avons cherché. Nous avons seulement tenté de faire état d'observations et d'en tirer des éléments d'analyse, parfois (et rarement) de proposer des interprétations. Notre objectif principal était de parvenir, en fin de compte, à quelques recommandations. Bien sûr, rien ne peut atténuer le traumatisme créé dans une famille par un EVC atteignant l'un de ses membres, mais, à long terme, en mettant en œuvre certaines des suggestions formulées par les personnes directement concernées, il serait possible d'amoindrir, peut-être même de rendre supportable la souffrance inhérente à de telles situations.

Si, dès l'atteinte cérébrale et dans les mois qui suivent, il paraît évident et indispensable que la prise en charge soit assurée par des professionnels spécialisés, il est tout aussi nécessaire que ces professionnels formés et informés s'efforcent de se mettre à la portée des familles. En utilisant des mots adéquats et compréhensibles, ils doivent tenter, avec respect et prudence, d'aider les proches à renoncer à leur attitude de négation de la réalité. Il faut éviter d'entretenir l'ignorance. Il est capital de créer et de maintenir un climat de confiance et un véritable dialogue. Leur préservation mérite beaucoup d'attention, une grande disponibilité, mais aussi une réflexion sur le langage à tenir et les attitudes à adopter.

Par exemple, au début de la réanimation, plutôt que d'affirmer : « il va mourir », paroles qui seront parfois démenties, il vaut beaucoup mieux rester plus prudent et nuancé : « son cas est très grave, quasi désespéré ». Cela ouvre à diverses éventualités : la mort, une situation très précaire, une survie plus ou moins longue avec de grands handicaps. De même, un échange soutenu et approfondi, sans discordance entre ceux qui donnent l'information, démystifierait l'expression de rééducation fonctionnelle.

Ce dialogue est indispensable aux familles qui ont à apprendre à faire face aux conséquences du traumatisme, à choisir les méthodes adaptées et bénéfiques, à mesurer l'inutilité de certains actes. La même réflexion devrait être menée avec l'équipe soignante, de façon à lui permettre de réajuster ses comportements, de changer le cas échéant d'objectifs, de parvenir à une attitude d'accompagnenent. Si on obtient ainsi que tous œuvrent dans la même direction, on peut espérer que chacun trouvera son rôle, un rôle garant du bon sens et de la mesure.

Il ne suffit cependant pas d'améliorer les relations de chaque équipe soignante avec les familles. Actuellement n'existe guère de coordination entre les diverses structures. Personne ne connaît la totalité de l'histoire du patient et de sa famille ; le personnel n'est pas formé à affronter l'ensemble des conséquences d'un EVC et n'est donc pas capable de suggérer des orientations adaptées à la spécificité de chaque cas. L'existence de coordinateurs spécialement formés, restant en lien avec les différentes structures, pouvant consulter les personnes qui ont gravité ou maintiennent une présence autour du malade, allégerait certainement le sentiment d'abandon et de révolte des familles.

Enfin, avec le nombre croissant de ce genre de patients, il devient indispensable que la société leur garantisse une protection juridique et songe à prendre en charge financièrement le retour à domicile ou à ouvrir des centres spécialement adaptés.

Points de vue des familles

Jacques Mondain-Monval

Sur les quelque 9 000 personnes victimes chaque année en France d'un traumatisme crânien grave, 300 environ restent en état végétatif chronique (EVC). Nous n'avons pas mené une étude systématique auprès de familles de ces derniers patients, mais, à travers les activités des Associations des familles de traumatisés crâniens, nous avons recueilli de multiples observations. C'est à partir d'elles que nous tenterons d'exposer ici les points de vue de ces familles dont l'un des membres survit à un traumatisme grave dans la situation si particulière qu'est l'état végétatif chronique.

On peut d'abord noter deux points essentiels : d'une part l'existence de liens affectifs et d'une histoire commune, antérieure à l'accident ; d'autre part le traumatisme que subit l'ensemble du milieu familial. Celui-ci doit se réorganiser, redistribuer ses rôles, modifier ses projets et trouver un nouvel équilibre dans sa relation avec l'extérieur. Le tout dans un climat émotionnel et affectif lourd et étrange, le blessé n'étant pas mort mais ne donnant aucun signe de maintien d'une vie personnelle.

La plupart des familles semblent animées par la conviction que, même en l'absence de réponse, la communication vers le blessé existe peut-être encore et qu'elle peut apporter quelque chose au blessé. L'absence de relations détectables ne doit pas, pour ces familles, être considérée comme un signe irréfutable de non-existence de la personnalité.

Abordons maintenant brièvement différents types de problèmes rencontrés.

CONVICTIONS ET SOUFFRANCES DES FAMILLES

Les réactions des différentes familles sont évidemment fort diverses, mais il existe une *constante* autour de laquelle tout s'articule : c'est un membre de la famille qui a été touché, donc quelqu'un sur qui la famille avait fondé un projet, ou autour de qui elle s'était construite.

L'accident initial a détruit ce projet, et désorganisé la famille (c'est vrai évidemment pour tout type d'accident grave). Mais à la différence d'un décès, qui ne peut qu'être accepté et sera progressivement « oublié », la survie d'un parent en état végétatif chronique comporte un élément de rappel permanent à la mémoire, obstacle difficilement surmontable à tout travail de deuil.

Devant cette situation de fait, en gros, les réactions (individuelles ou familiales) se situent (ou oscillent dans le temps) entre les deux pôles suivants :

– *l'acceptation* de la situation, entraînant une position réaliste et un renoncement aux projets antérieurs à l'accident ;

– *le refus* de la situation, entraînant soit le *rejet* (oubli du blessé), soit des *espoirs* irréalistes, soit la *négation* de la situation réelle.

Il nous paraît évident que l'acceptation est la position optimale, donc souhaitable, le refus entraînant soit un sentiment de culpabilité, soit un enchaînement de déceptions successives, avec les blessures qui s'ensuivent.

Lorsqu'un écart trop important existe, à l'intérieur de la même famille, entre les réactions de ses divers membres, cela entraîne l'apparition de tensions qui peuvent provoquer l'éclatement de cette famille, évolution trop fréquemment observée, même pour des états terminaux « médicalement » moins graves que l'état végétatif chronique.

Il convient cependant de souligner un point essentiel : l'importance des *liens affectifs* avec le blessé. Celui-ci reste pour la famille, un des siens, une *personne*. Même dans le cas du rejet, la rupture de ces liens laisse des traces et entraîne un sentiment de culpabilité.

Par ailleurs, la famille admet difficilement que son traumatisé en état végétatif chronique ait, de son côté, totalement oublié ou rompu ces liens. Elle pense donc toujours pouvoir apporter quelque chose au traumatisé, au moins sur le plan affectif, même si elle a accepté ce qu'on lui a dit à propos de la vanité des espoirs de récupération : de toutes façons, sa confiance dans le discours médical est généralement réduite, « puisque les soignants n'ont pas su guérir le blessé, ce qui était leur tâche et leur devoir »...

La famille conserve souvent l'espoir de rétablir une relation, si ténue ou fugitive soit-elle, avec le blessé ; elle est persuadée que sa motivation à elle, sous l'influence de ses liens affectifs, ira à la rencontre de celle du blessé. Elle redoute que cette personne, arelationnelle vue de l'extérieur, ne soit plus considérée par les soignants que comme un corps sans personnalité ni sensations, et qu'aucune tentative de rétablissement des relations ne soit poursuivie, même si, sur le plan matériel, le nursing est irréprochable.

Bien des familles sont profondément convaincues que le traumatisé crânien en état végétatif éprouve des *sensations* de souffrance ou de mieux-être, ne serait-ce que physiques, même s'il n'en donne pas de signe irréfutable. Elles redoutent que la « banalisation » des états végétatifs chroniques parmi les soignants n'entraîne un abandon de tout souci du bien-être du patient.

Elles ont d'ailleurs le plus souvent ressenti durement *l'arrêt* des soins intensifs et de la rééducation, quand l'équipe médicale a jugé qu'ils n'étaient plus nécessaires. Elles interprètent cet abandon comme un découragement de l'équipe médicale, qu'elles estiment insuffisamment motivée, voire désinvolte, ou qu'elles soupçonnent de préoccupations matérielles ou de soucis de rendement, ne faisant aucun cas de l'espoir familial. C'est une source fréquente de tensions entre familles et équipes soignantes.

On ne saurait non plus négliger les *récits de « réveils » quasi miraculeux*, qui entretiennent des espoirs avidement saisis.

Certaines réactions et demandes des familles peuvent à juste titre être considérés comme *irrationnelles* ; mais il faut en voir la source : une profonde souffrance, des espoirs déçus, une désorganisation du milieu familial, un véritable traumatisme... Les soignants se préoccupent d'abord des patients ; telle est bien leur mission prioritaire. Mais cela ne devrait pas les empêcher de prendre conscience de leur rôle auprès des familles. Il ne suffit pas de donner des explications et une information objective sur la situation du blessé. Ces données sont interprétées, d'une manière qui se révèle souvent néfaste. Les familles ont besoin d'un *soutien attentif*, requérant une compétence professionnelle, tout spécialement sur le plan psychologique. Leurs réactions dépendent en grande partie de l'attitude des équipes médicales et soignantes et de leur capacité à aider les proches à garder une certaine distance vis-à-vis du blessé.

Il convient de dire également un mot de l'ensemble de l'*entourage*. La survenue d'un accident grave qui provoque un handicap majeur chez un membre d'une famille modifie profondément les relations avec l'extérieur, amis et connaissances. Au sursaut initial de générosité et de solidarité succède d'habitude un espacement des visites et des invitations. Sous diverses prétextes les relations se distendent, et la famille se trouve progressivement isolée. Cela se vérifie tout spécialement dans le cas extrême d'un état végétatif chronique.

Les tiers qui ne sont pas impliqués directement supportent difficilement la révélation du malheur et l'impuissance de la médecine à lui porter remède. Le regard qu'ils portent sur le handicapé et ses proches parents est entaché d'une incompréhension douloureusement ressentie par les intéressés. C'est pour cela notamment que les Associations de familles de traumatisés crâniens sont nécessaires. Seules l'écoute par des personnes ayant vécu des situations analogues et leur compréhension peuvent, dans certains cas, apporter un soulagement.

DIFFICULTÉS D'ORDRE MATÉRIEL

La focalisation des préoccupations sur le blessé, la présence soutenue d'un ou plusieurs membres de la famille auprès de lui, peuvent entraîner de lourdes conséquences matérielles : par exemple, la distance géographique entre la résidence des parents et le lieu où se trouve le patient occasionne des frais de transport ou de logement sur place ; l'absence prolongée d'un des parents du foyer familial, voire l'abandon du travail de l'un d'eux pour se consacrer au blessé, créent des difficultés financières. Sans parler du cas où le blessé est lui-même le chef de famille.

Mais la difficulté essentielle réside en *l'absence de lieux de vie*, de maisons d'accueil spécialisées (MAS) prêtes à accepter les états végétatifs chroniques (comme d'ailleurs les traumatisés crâniens dans des états moins lourds). Des solutions palliatives, souvent temporaires et rarement satisfaisantes, sont difficiles à trouver : il ne semble guère exister de lieux de séjour « longue durée » pour les patients en EVC.

On se résout fréquemment au placement dans un hôpital général, parfois dans un établissement psychiatrique, plus ou moins voisin du lieu de résidence familial. Mais l'insuffisance numérique du personnel hospitalier et la méconnaissance fréquente des problèmes spécifiques de ces patients lourds entraînent des conséquences souvent catastrophiques – parfois la mort du patient – à tel point que certains médecins parlent de cette solution comme d'une forme d'euthanasie passive...

Trop souvent, après des échecs répétés ou des recherches de placement infructueuses, pour les patients en état végétatif chronique, réputés trop lourds pour des soignants, on ne trouve d'autre solution que le retour à leur domicile ou à celui de leurs parents ! Outre la charge inhumaine imposée aux familles, l'incertitude devant l'avenir, due à la fatigue et au vieillissement des parents, accroît encore l'angoisse.

Cette « solution » entraîne très souvent des difficultés financières, ne serait-ce que par le non-remboursement de soins (kinésithérapie d'entretien) ou de matériels (changes, nourriture, sondes gastriques...), variable selon les décisions locales des caisses de sécurité sociale. Les conséquences les plus graves résultent évidemment de l'abandon d'une profession par l'un des membres de la famille, comme il a déjà été dit.

Il existe, bien sûr, d'autres difficultés. En particulier, dans le cas du retour à domicile, l'absence de suivi par un médecin compétent, capable de donner des conseils adaptés ; la plus grande partie du corps médical a en effet une expérience très limitée du soin des traumatisés crâniens, a fortiori de ceux qui restent en état végétatif.

A cela s'ajoutent toutes les difficultés juridiques et administratives que soulèvent l'indemnisation ou la prise en charge de ces blessés.

La situation des familles, face à l'un des leurs en état végétatif chronique, n'est pas, à l'égard de ces difficultés matérielles, très différente de celle qu'on rencontre dans des familles de traumatisés crâniens graves ayant « médicalement » mieux récupéré, pour lesquels le problème de l'avenir se pose en des termes comparables. Mais les difficultés psychologiques sont évidemment d'une autre nature.

LES DEMANDES DES FAMILLES

Nous avons voulu donner à partir de notre expérience associative un aperçu du vécu des familles ayant un de leurs proches en état végétatif chronique, mais nous ne prétendons aucunement avoir été exhaustif.

L'aspect *moral* ou *éthique*, en particulier, n'a pas été abordé jusqu'à présent, malgré son importance indiscutable. Au détour de conversations avec des membres de l'entourage, il n'est pas rare d'entendre des remarques telles que : « Il aurait mieux valu qu'il ne survive pas à son accident. » Certains vont jusqu'à évoquer l'euthanasie. On entend également dire, à propos du conjoint, surtout s'il est jeune et a des enfants en bas âge : « Comment va-t-il pouvoir recommencer sa vie ? »

Il n'appartient pas à des associations fondées sur l'entraide des familles de prendre position sur ces problèmes qui relèvent de l'éthique personnelle. Tout au plus pouvons-nous rendre compte des questions entendues.

Par contre, nous pouvons formuler les *demandes* des familles ; elles portent essentiellement sur les points suivants :

– *La création d'institutions de long séjour,* MAS ou lieux de vie, en nombre suffisant, où l'on puisse être certain que le blessé en EVC, au-delà d'un nursing parfait, ne soit pas considéré comme un « végétal », mais comme une personne, malgré une vie relationnelle apparemment inexistante ; lieux qui permettent aux familles de garder le contact avec leur blessé ; lieux où l'on puisse être sûr que le traumatisé sera gardé aussi longtemps que nécessaire.

– *L'instauration d'un suivi médical* par des médecins compétents, capables de donner des conseils en allant si nécessaire jusque dans l'aspect le plus pratique des choses, dans les cas où la famille reprend son blessé à son domicile pour une durée plus ou moins longue, soit de son propre chef, soit par obligation en raison de l'inexistence de ces lieux de vie évoqués ci-dessus.

– *L'instauration d'un suivi social* pour la plupart des familles qui ont besoin d'être guidées à travers l'imbroglio administratif et juridique.

– *La prise en compte de l'ensemble des problèmes familiaux* découlant de l'apparition de l'état végétatif chronique, sur le plan psychologique en particulier, au-delà de ce que peuvent apporter les actions d'entraide développées par les associations. Et ce, dès après l'accident.

– Enfin, dernier point mais non le moindre, *la reconnaissance officielle du traumatisme crânien comme « 30e affection invalidante »*.

CONCLUSION

En résumé, la place de ces blessés en état végétatif chronique n'est pas facile à trouver, matériellement et encore moins psychologiquement ; la famille proche et quelques soignants essaient de maintenir ou de développer un embryon de relations, dans un climat d'amour, alors même qu'ils n'obtiennent pas, ou presque jamais, de réponse. Mais la société en général, la famille élargie ou les amis ne facilitent pas cette attitude, en ayant toujours cette pensée sous-jacente : « il vaudrait mieux que cette personne soit morte », car « sa vie n'est plus digne de ce nom ». Or, précisément, la famille proche essaie de donner une valeur à ce reste de vie en déployant ce qu'elle a de meilleur autour de son blessé...

4e PARTIE

ASPECTS JURIDIQUES ET ÉTHIQUES

Situation juridique du patient en état végétatif

Jean Michaud

Les problèmes juridiques posés par les états végétatifs chroniques peuvent paraître secondaires par rapport aux problèmes scientifiques et éthiques. Il faut cependant leur donner leur place car ils tendent à la protection des patients tant contre les autres que contre eux-mêmes.

Mais ils sont difficiles à résoudre du fait même de ce que l'expression « états végétatifs chroniques » ne figure pas dans les textes. Compte tenu des progrès rapides on constate souvent, maintenant, ce décalage inévitable entre la science et le droit. Ainsi on ne connaît pas non plus dans notre arsenal législatif, par exemple, les mots « embryon », « sujet en état de survie » et « coma dépassé ».

PROTECTION DES INCAPABLES MAJEURS

Les textes qui ont rapport juridiquement avec les personnes en état végétatif chronique sont ceux qui régissent les incapables majeurs. Il est dit dans l'article 490 du Code civil qu'un régime de protection est assuré à ceux dont les facultés mentales sont altérées par une maladie, une infirmité ou un affaiblissement dû à l'âge (al. 1). Ce texte s'applique surtout aux malades mentaux. Mais il est également applicable aux malades qui occupent notre réflexion et dont les « facultés mentales sont altérées... par une infirmité ». Une autre disposition du même texte (al. 2) est peut-être mieux adaptée aux états végétatifs, qui fait état de l'altération des facultés corporelles si elle empêche l'expression de la volonté.

L'intervention médicale se produit initialement puisque l'altération des facultés mentales ou corporelles doit être médicalement établie (art. 490, al. 3 et 493-1 du Code civil). La collaboration médecine-justice s'arrête-t-elle là ? On pourrait le penser en lisant l'article 490-1 qui pose l'indépendance du régime de soins de celui qui est appliqué aux intérêts civils. Cependant il n'en va pas exactement ainsi. Il convient à cet égard de revenir à l'ouverture de la mesure de protection par référence au Code civil, au nouveau Code de procédure civile et au Code de la santé publique. Un rôle double peut être joué par le médecin traitant et par le médecin spécialiste.

Le médecin traitant, dès lors qu'il constate que l'état de son patient exige des mesures particulières à prendre par la justice, voit s'offrir deux voies : l'avertissement au procureur de la République (art. L 326-1 du Code de la santé, 491-1 du Code civil) qui a pour effet de placer l'intéressé sous sauvegarde de justice ; l'avertissement au juge des tutelles (art. 493, al. 2 et 509 du Code civil) en vue de l'ouverture d'une tutelle ou d'une curatelle.

Dans le premier cas, doit être joint un certificat de médecin spécialiste sauf si le traitant est lui-même spécialiste. Il s'agira d'un spécialiste des maladies mentales puisqu'on applique la loi de 1968 qui concerne tous ceux « dont les facultés personnelles sont altérées » (art. 488 du Code civil). Le médecin traitant interviendra encore à deux reprises : au cours de l'audition par le juge des tutelles ou pour avis sur l'opportunité de l'audition (art. 1246, 1247 du nouveau Code de procédure civile). Ensuite, il sera entendu sur le choix entre tutelle et curatelle (art. 490-1, al. 3 du Code civil). Citons également l'article 501 du Code civil qui prévoit la convocation du médecin sur la possibilité pour le majeur d'accomplir lui-même certains actes.

Le médecin spécialiste a un rôle d'expertise ; il apporte une garantie au regard de la liberté du malade. On a vu que la démarche du médecin traitant auprès du procureur de la République ou du juge des tutelles devait s'accompagner d'un certificat du spécialiste. Celui-ci décrit l'état du malade et se prononce sur l'incidence de la maladie quant à la défense de ses intérêts. Un certificat positif est une condition sine qua non de la recevabilité de l'action. Le juge pourrait aussi recourir à une expertise judiciaire sur le plan médical.

On pourrait résumer l'esprit de la loi sur ce point par les quelques lignes suivantes tirées d'un article du professeur Guy Rémond (1) : le médecin aura à constater médicalement l'altération des facultés personnelles ; il aura à apprécier selon les critères médicaux et les données scientifiques du moment. Le juge des tutelles devra fonder juridiquement cette altération et la loi indique à deux reprises ce fondement : l'altération des facultés mentales doit empêcher le majeur de pourvoir seul à ses intérêts, l'altération des facultés physiques doit empêcher l'expression de la volonté.

PROTECTION DES PATIENTS EN ÉTAT VÉGÉTATIF CHRONIQUE

Il convient maintenant de rechercher les éléments de cette catégorie particulière d'incapables que constituent les patients en état végétatif, au regard des soins et traitements médicaux et chirurgicaux à leur appliquer. Deux situations sont à retenir : le malade est juridiquement placé sous le régime de la tutelle des incapables majeurs (loi n° 68-5 du 3 janvier 1968). Rien dans les textes ne permet de trouver référence au traitement médical. Il faut au contraire rappeler l'article 490-1 du Code civil qui établit l'indépendance entre traitement médical et régime de protection civile. En dehors de toute disposition spécifique, l'article 495 du Code civil prescrit de se reporter aux règles de la tutelle des mineurs. On constate en lisant les divers articles consacrés à ce problème qu'ils concernent essentiellement le régime des biens. Il faut tout de même citer l'article 450 (utilisable aussi pour les majeurs protégés) qui précise que le tuteur prend soin de la personne du mineur. Par conséquent il pourrait être pris appui sur cet article pour justifier une demande du médecin à propos d'un traitement et une demande au conseil de famille pour un traitement d'une certaine gravité *. On se trouve donc amené à se reporter aux principes généraux du contrat médical. Il en va d'autant plus ainsi lorsque le malade en état végétatif n'est pas placé sous la protection juridique du régime des incapables majeurs. On sait que pour le traitement le consentement du malade doit être obtenu. S'il se trouve comme dans le cas qui nous occupe dans l'impossibilité de l'exprimer, le médecin se doit de s'adresser aux personnes investies d'une autorité légale ou naturelle : parents, conjoints. Mais en pareil cas le rôle du juge n'est nulle part prévu de façon formelle.

Ces quelques observations dénotent une insuffisance de la loi en la matière. Le cas limite est celui du patient en état végétatif sans famille et hors du statut d'incapable majeur dont nous avons constaté d'ailleurs qu'il n'était pas spécifiquement protecteur de la personne. Dans cette situation on peut se demander si le malade n'est pas livré à la volonté du médecin ou si à l'inverse le médecin ne se trouve pas dépourvu de toute garantie dans les soins qu'il prodigue. Le contrôle judiciaire de la prise en charge de la personne de l'intéressé n'étant pas suffisamment organisé pour l'incapable majeur, il en va a fortiori ainsi pour le malade qui n'est pas placé sous ce régime. Certes on trouve quelques exemples en jurisprudence. Mais ils sont des plus rares et en tout cas insuffisants pour fonder une pratique générale. On citera sur cette question le passage d'une étude d'un juge des tutelles, M. Fossier, qui résume bien la situation : « L'impression de fragilité et d'incertitude domine le traitement juridique du gouvernement de la personne incapable majeur et de ses libertés ; un droit médical encore lacunaire, une loi psychiatrique qui a vieilli, une tutelle en gérance très contradictoire, une tutelle d'Etat pleine d'ombres et de mutations à venir et, pour le surplus, un cheminement jurisprudentiel ardu, mal exploré et finalement spéculatif. (2) »

SOINS ET PROBLÈMES JURIDIQUES

Et encore s'agit-il dans ce texte de la personne juridiquement placée sous le régime d'incapable majeur. Que dire encore une fois du patient en état végétatif qui ne serait pas dans ce cas ? L'attention des médecins, des juristes, des parlementaires pourrait être appelée sur cette insuffisance de notre droit. Il s'agirait de montrer que si le patrimoine est bien protégé, la personne l'est à un moindre degré. Il serait salutaire de remédier à cette anomalie.

Il y a surtout deux phases de la maladie pendant lesquelles les décisions médicales à prendre offrent de fortes difficultés. En premier lieu, au début de l'état végétatif, les pratiques d'éveil peuvent parfois être déterminantes pour la suite, mais outre qu'elles exigent un personnel de grande compétence et de grand dévouement, il se trouve que pour certains malades elles s'avèrent d'emblée inutiles. Mais en est-on certain ? La prolongation de la vie dans ces conditions perd-elle ou non sa justification ?

En second lieu, le stade d'irréversibilité atteint, va-t-on pratiquer l'acharnement

---

* Il convient toutefois de noter une différence importante avec la tutelle des mineurs qui résulte de l'article 496-2. Le médecin traitant peut participer au conseil de famille à titre consultatif.

thérapeutique ? En particulier en cas par exemple d'infection supplémentaire, les soignants s'ingénieront-ils à la combattre ou se borneront-ils à gérer la situation avec le seul souci du moindre inconfort possible pour le malade ? Dans ces situations le Droit et son interprète, le juge, ont-ils un rôle à jouer ?

Dans le premier cas il semble que seule se pose une question médicale : les techniques d'éveil comportent-elles quelque chance de réussite ?

Il en va autrement dans le second cas. La déontologie qui est du domaine du droit impose au médecin le soin en vue de la guérison et l'apaisement de la souffrance. Or lorsqu'a été atteint le point d'irréversibilité, le premier de ces devoirs n'a plus de sens. Quant au second, en conserve-t-il un puisqu'on doute fortement que le patient ait encore quelque sensibilité ? Que peut dire dans ces conditions le praticien du droit en présence d'une cessation progressive de soins ou d'un refus d'acharnement thérapeutique ? Il lui faut au moins, s'il est saisi du problème, s'assurer du caractère végétatif, de l'irréversibilité, de la connaissance véritable de la situation par les proches, de la pleine conscience des éléments de la situation et de la décision prise par l'équipe soignante. Pour le reste on entre dans un domaine de non-droit où l'homme de loi ne saurait pénétrer spontanément, où les décisions ne relèvent que de la profonde conscience individuelle.

Il ne s'agit pas alors d'un patient dont la guérison est exclue mais d'un patient qui est vraisemblablement exclu de toute conscience. Dès lors l'énergie déployée autour de lui ne sert personne et en tous cas certainement pas lui-même. La décision de cesser les soins, ou du moins de ne pas les multiplier, échappe-t-elle donc totalement au Droit ? S'agissant d'une décision de vie ou de mort, peut-on l'admettre ?

Soulignons qu'il ne s'agit pas là d'un problème d'euthanasie posé à propos de malades qui souffrent et qui demandent de ne plus souffrir. Dans pareille situation il y a deux interlocuteurs conscients, le médecin et son patient. En revanche sous cet angle, dans les états végétatifs, le médecin est seul.

Se pose, à propos des soins prodigués par le médecin aux patients en état végétatif chronique, la question particulière de l'alimentation et de l'hydratation. On parle alors de soins car l'alimentation et l'hydratation sont assurées artificiellement. Il est traité ailleurs de ces problèmes sous l'angle éthique, comme sous l'angle médical. Juridiquement, le médecin est-il fondé, à partir d'un certain stade, à cesser de nourrir et de donner à boire ? Se place-t-il alors dans une situation très différente du praticien qui renonce à multiplier les traitements, qui ne cherche pas à combattre une infection supplémentaire ? La différence tient en ce que dans un cas on se contente d'entretenir le malade, dans l'autre on en vient à des techniques d'acharnement dont on connaît par avance l'inutilité. Il s'y ajoute la valeur symbolique de l'alimentation qui ne pourrait être éludée si, par suite d'abstention, il fallait reconnaître que « le patient est mort de faim et de soif ». En outre pareille décision qui implique le choix du moment deviendrait inéluctable dès que serait formulé le pronostic d'irréversibilité. Le devoir du médecin est donc de maintenir l'alimentation et l'hydratation. En cela le Droit et l'Ethique se rejoignent.

Faut-il dépasser cet effort en luttant également contre les incidents infectieux de nature à précipiter une issue déjà connue de science certaine ? C'est au médecin qu'il appartient de répondre en conscience après s'être entouré des avis des proches.

Pareille situation a parfois été prévue par la personne considérée, soit alors qu'elle se trouvait en bonne santé, soit alors qu'elle était déjà malade. C'est ainsi que la volonté est manifestée par avance dans le sens du refus de l'état végétatif chronique. A cet effet la demande tendant à ce qu'il soit mis fin à la vie après constatation de l'irréversibilité de la situation est formulée par écrit. C'est ce qu'on appelle « le testament de vie ».

En l'établissant, son auteur entend préparer « sa mort dans la dignité » et libérer de tout scrupule l'équipe médicale qui l'entoure. Ce souhait peut-il être respecté ? En termes de Droit, il faut se demander si dans l'hypothèse de poursuites ou d'action en responsabilité civile du médecin, après cessation de soins en pareil cas, celui-ci pourrait opposer le document comme valant une sorte d'excuse absolutoire, ou d'irresponsabilité. Il faut à coup sûr, en l'état de nos textes, répondre par la négative. La position contraire traduirait le consentement de la victime comme facteur de pardon pour l'auteur de l'infraction ou de l'action dommageable.

Or tel n'est pas le cas. C'est ainsi que la victime, si elle a accepté, ou même demandé la violence, ne préserve pas pour autant l'auteur de la violence. Cette notion s'applique a fortiori au cas où l'accord a été donné par anticipation avant, et parfois plusieurs années avant cet acte. Ajoutons que l'état d'esprit de l'intéressé a pu changer et qu'à partir d'un certain moment, il n'est plus en mesure d'exprimer cette évolution.

Nul ne serait donc pleinement assuré que l'interruption de vie atteindrait un patient qui aurait réellement maintenu son assentiment.

Enfin, au regard des textes civils, le « testament de vie » encourrait la nullité en application de l'article 6 du Code civil : on ne peut déroger par des conventions particulières aux lois qui intéressent l'ordre public et les bonnes mœurs *.

RESPONSABILITÉ ET MODALITÉS D'INDEMNISATION

Il n'est pas inutile enfin d'appeler l'attention sur l'indemnisation de la personne en état végétatif et qui a subi dommages dans un accident dont une autre personne a été déclarée responsable. Il y a sur ce point deux courants en jurisprudence.

Premier courant : la réparation du préjudice est organisée selon les modalités classiques ; on indemnise les incapacités de travail et les préjudices moral, d'agrément, esthétique...

Second courant : on considère que le patient n'éprouve pas de préjudice d'agrément ou esthétique, peut-être pas de « pretium doloris », et que par suite les sommes qui lui sont allouées profitent en fait à son entourage. Il est dans ces conditions préféré une indemnisation qui permet d'assurer au malade les meilleures conditions de confort compte tenu de l'affection dont il souffre. Les juridictions demeurent divisées sur ce problème.

Dans un arrêt du 21 juin 1989, la deuxième chambre de la Cour de cassation a

* Par cette analyse on espère avoir montré qu'il faut protéger le patient en état végétatif chronique contre lui-même.

marqué à l'intention des juridictions une incitation à approfondir le problème, éventuellement, dans cette deuxième voie.

CONCLUSION

Les situations créées par les états végétatifs chroniques sont humainement très douloureuses. Elles se sont multipliées à la fois par l'effet des traumatismes dûs aux accidents et par celui des progrès scientifiques. Cette évolution relativement récente explique que le Droit n'a pas encore été en mesure de s'adapter à toutes les modalités. Comme en d'autres domaines récemment explorés, il lui reste à mieux affirmer son rôle protecteur.

Il le doit d'autant plus en l'occurrence que, pour reprendre une expression souvent citée du Comité consultatif national d'éthique, ces malades « ont d'autant plus droit au respect dû à la personne humaine qu'ils se trouvent en état de grande fragilité ».

BIBLIOGRAPHIE

1. Rémond G., *Juriscl. périodique* 1970, n° 16423.
2. Fossier M., La liberté et le gouvernement de la personne incapable majeur, *Juriscl. périodique* 1985, n° 3195.

Le débat éthique

Revue de la littérature

Michel Etienne

Le concept d'état végétatif a été défini dans le premier chapitre de ce travail : l'essentiel est le maintien des fonctions du tronc cérébral associé à une perte de la possibilité de communication du patient avec l'environnement. C'est un mode évolutif d'un coma ; ses caractéristiques cliniques ne sont évidentes qu'après un temps d'observation.

Plus difficile est l'affirmation de la chronicité de l'état végétatif, laquelle implique, pour nous, la notion d'irréversibilité. L'étiologie, l'âge du sujet ont une valeur pronostique mais n'apportent pas de valeur prédictive dans un cas déterminé. La durée de l'état végétatif reste un élément pronostique majeur, avec des observations exceptionnelles de récupération tardive partielle (10, 46). On peut espérer qu'avec les progrès des techniques paracliniques qui sont déjà évocatrices parfois, on pourra affiner encore le pronostic et raccourcir la phase de doute qui est, pour l'entourage, un des éléments les plus douloureux de cette situation dramatique.

En France, l'attention s'est portée depuis longtemps sur les états de mort cérébrale, dénommés, de façon assez discutée, « comas dépassés». Par contre, les états végétatifs n'ont guère été évoqués qu'à propos de l'utilisation de sujets dans cet état pour une expérimentation sans intérêt pour eux, ce qui a donné lieu à un avis défavorable du Comité consultatif national d'éthique (21).

Mais dans la littérature internationale, anglophone et francophone notamment, les débats ont été plus larges, concernant les aspects éthiques des « niveaux de soins » pour les patients en état végétatif, et spécialement pour ceux qui ne s'améliorent pas. Les auteurs américains utilisent volontiers dans ces cas le terme « état végétatif persistant » ; cela nous paraît un peu ambigu, la persistance n'impliquant pas toujours l'irréversibilité.

Les publications sur ce sujet ont été nombreuses, dans les revues d'éthique médicale (*Hastings Center Report, Journal of Medical Ethics*...), celles qui, sans être spécialisées en ce domaine, comportent assez régulièrement des articles d'éthique médicale (*America, Theological Studies*...), les grands journaux médicaux américains (*New England Journal of Medicine, Neurology, Annals of Neurology, American Journal of Medicine, JAMA*...) et anglais (*Lancet, British Medical Journal*...) Nous avons analysé aussi les positions du Magistère catholique (50) et l'un des rares ouvrages écrits en français abordant un peu longuement les questions ici débattues (27).

Le débat principal porte sur l'arrêt de l'alimentation et de l'hydratation quand l'état végétatif est irréversible. La majorité des auteurs estiment que ces soins sont « médicaux » et, à ce titre, non obligatoires. D'autres, beaucoup moins nombreux, expriment fortement l'avis qu'il s'agit de soins de base dont la suppression n'est pas admissible ; pour certains, si on accepte cette mesure à propos des sujets en état végétatif chronique, on risque de l'appliquer ensuite à des sujets gardant un contact, fût-il minime, avec l'entourage.

L'analyse des documents sur les aspects éthiques des niveaux de soins sera suivie d'une brève synthèse sur les acteurs de la décision.

Nous garderons les expressions employées par les auteurs ; selon les cas, état végétatif chronique (EVC) ou état végétatif persistant (EVP).

L'ARRÊT DES TRAITEMENTS MÉDICAUX CHEZ LES PATIENTS EN EVC

La plupart des auteurs conseillent, tant que l'on n'est pas sûr de l'irréversibilité de l'état végétatif, de poursuivre un traitement maximum. Une fois cette certitude obtenue, il y a un consensus assez général pour arrêter les traitements médicaux : on les considère comme « disproportionnés » par rapport à la situation.

Textes d'inspiration catholique

– La Congrégation pour la Doctrine de la Foi, dans sa Déclaration sur l'euthanasie (50), conseille l'arrêt des traitements disproportionnés : « On appréciera les moyens en mettant en rapport le genre de thérapeutique à utiliser, son degré de complexité ou de risque, son coût, les possibilités de son emploi avec le résultat qu'on peut en attendre, compte tenu de l'état du malade et de ses ressources physiques et morales. ». En fait, cette déclaration s'applique aux malades « à l'approche de la mort. »

– Mgr Casey (50) approuve l'arrêt de la respiration assistée pour K. Quinlan et souhaite que sa vie s'éteigne bientôt, dans l'espérance de l'au-delà. Cette jeune fille est, en fait, restée ensuite en état végétatif durant 9 ans.

– McCormick (39) tend à penser qu'on peut, en cas d'EVP, formuler une décision à partir du concept que « la vie a achevé son potentiel humain » ; il rapproche le problème de celui posé par les situations neurologiques gravissimes de la période néonatale : « L'essai de poursuite du traitement médical dans de telles situations peut être considéré comme non raisonnable. »

– Thomasma (49) écrit qu'il est acceptable de limiter les traitements dans certains cas, par exemple dans les états végétatifs avec périodes de faible rémission et de « les arrêter lorsque l'irréversibilité a pu être établie ». Il ajoute que la décision est ponctuelle, tenant compte de l'avis de la famille et du coût du traitement.

Textes sans référence confessionnelle

Documents en langue française

– L'Académie nationale de médecine (1), dans sa séance du 22 mars 1988, à propos de l'expérimentation sur l'homme, déclare que « le malade en coma prolongé mettant le sujet en état végétatif chronique, avec conservation des réactions cérébrales, doit être considéré comme vivant et respecté comme tel ; sa vie doit donc être normalement assistée. »

– Brûlé, Danzé *et al.* (17) écrivent : « Tant que le doute persiste, il faut poursuivre tous les traitements nécessaires. Au-delà, c'est l'équipe médicale, en pleine connaissance de l'ensemble du dossier du patient et de son environnement, qui peut seule prendre l'orientation thérapeutique souhaitable. »

– Mathé (37) décrit les soins à prendre en cas d'état végétatif, tant qu'il y a un espoir, même faible, de récupération mais il ne se prononce pas sur les cas où l'irréversibilité est certaine.

– L'Académie suisse des sciences médicales (2) estime acceptable, en cas de « coma vigile » jugé irréversible, « d'abandonner les mesures spéciales destinées à prolonger la vie » et « de limiter le traitement aux soins courants ».

Documents en langue anglaise

Prises de position institutionnelles :

– Le Conseil des affaires éthiques de l'American Medical Association (4) recommande l'arrêt des traitements si les bénéfices escomptés sont disproportionnés par rapport aux charges qu'ils représentent. Dans un article ultérieur (5), ce même organisme estime qu'on peut tenir compte assez souvent de l'avis des proches demandant l'arrêt des traitements et que le recours à la justice devrait être réservé aux cas où il y a des divergences de points de vue dans l'entourage.

– La Commission du Président ... (45) préconise un traitement vigoureux en cas de doute. Si l'irréversibilité est certaine, elle conseille l'arrêt des traitements, tout en maintenant les mesures d'hygiène destinées à préserver la dignité du patient. Elle souligne la charge affective de la situation pour la famille et le coût de traitements qui seraient plus utiles à d'autres.

– Le Hastings Center, dans ses *Guidelines* ... (30) écrit que les antibiotiques peuvent être inutiles, et même pénibles dans certains cas.

Prises de position individuelles

– Armstrong (9) parle de « la tyrannie de la machine » avant l'arrêt de la respiration assistée pour K. Quinlan.

– Cranford (24) ne fait pas de distinction, sur la plan éthique, entre l'abstention et l'arrêt des traitements ; il admet l'un comme l'autre, compte tenu du souhait antérieur éventuel du patient, de l'avis de la famille, des soignants et de la société. Il souligne que cette attitude est seulement conseillée et non obligatoire comme dans le cas de la mort cérébrale. Dans un autre article (25), Cranford relève le coût très élevé des soins en centre spécialisé et la quasi impossibilité de les poursuivre à domicile.

– L. Emanuel (29) distingue 4 degrés dans les soins : 4 = intensité maximale, avec hospitalisation si besoin ; 3 = même niveau de soins, à l'exception de la « ressuscitation » ; 2 = soins à domicile sans traitements mécaniques de soutien de la vie ; 1 = simples mesures de confort. On décide cas par cas.

– Chez l'enfant, Campbell (20) déclare qu'il faut essayer de prévenir cette situation dramatique « en le protégeant de l'emploi irresponsable d'une technologie déshumanisante ». Coulter (23) estime que la décision doit être ponctuelle, tenant compte de la certitude de l'irréversibilité, de l'avis de la famille, après recours éventuel à un Comité d'éthique.

Deux observations exceptionnelles de récupération tardive partielle d'un « état végétatif persistant », publiées par Arts *et al.* (10) et par Rosenberg (46), n'apportent pas de précisions sur les traitements mis en œuvre.

L'ABSTENTION OU L'ARRÊT DE LA NUTRITION ET DE L'HYDRATATION

En pratique, la voie naturelle est insuffisante, malgré l'aide de la famille, et le risque de fausses routes est important. Il faut donc la compléter, et même la remplacer, par une sonde naso-gastrique puis par un tube de gastrostomie (24). L'utilisation des veines périphériques n'est possible que pour une période limitée ; les apports alimentaires par voie centrale (cathéter intracardiaque) sont du ressort de la réanimation digestive et n'ont probablement que des indications très limitées (51).

Textes d'inspiration catholique

Position du Magistère

– Le Conseil pontifical « Cor Unum » affirme, en 1981, à propos des soins aux grands malades et aux mourants (50) : « Il y a obligation stricte de poursuivre à tout prix l'application des moyens dits minimaux, ceux qui sont destinés normalement, et dans des conditions habituelles, à maintenir la vie (alimentation, transfusions...). En interrompre l'administration revient pratiquement à vouloir mettre fin aux jours du patient ». Les conditions inhabituelles, le problème spécifique des patients en EVC, ne sont pas envisagés.

Autres textes

– Kelly (31), religieux jésuite, discute longuement de l'utilisation des traitements « de soutien de la vie », leur arrêt étant la cause directe de la mort. Il dit son hésitation à donner une réponse pratique sur l'arrêt de l'alimentation par voie intraveineuse (I V) mais il admet, en cas de « coma terminal », le non emploi de moyens artificiels de soutien de la vie, dont l'alimentation I V (encore faut-il s'entendre sur le terme de « coma terminal »). Pour Kelly, c'est au médecin de juger de la situation. Cet article, publié en 1950, est devenu aux Etats-Unis un texte de référence.

– Paris et McCormick (44), tous deux religieux jésuites, analysent la tradition catholique sur l'utilisation de la nutrition et de l'hydratation artificielles.

Ils citent le Comité pour la vie de la Conférence catholique des Etats-Unis qui, dans son texte sur les droits du malade terminal, déclare : « Les lois sur les traitements médicaux peuvent avoir à prendre en compte des circonstances exceptionnelles où même l'alimentation artificielle peut être trop inefficace ou trop lourde pour être obligatoire». Ils rapportent également l'avis de Thomasma (49) : « Certaines circonstances rendent futile l'administration d'aliments et d'eau ;..continuer sans discrimination de tels gestes conduit à la stupidité et non à la compassion et à l'amour. »

Paris et McCormick estiment que le recours à l'alimentation artificielle n'est pas obligatoire dans tous les cas ; on peut considérer que, dans des cas exceptionnels, « l'abstention d'alimentation ne hâte pas la mort par jeûne ou par déshydratation mais épargne au patient la prolongation d'une vie dont il ne tirerait aucun bénéfice ». En fait, ils parlent surtout du soin des mourants.

Ces auteurs ont un point de vue similaire pour les patients en EVP. Ils citent J. Walter « qui partage le point de vue de ceux qui ne voient pas de différence morale entre le refus ou le retrait des nutriments et le refus ou le retrait des diverses technologies médicales ».

– O'Rourke (42), membre de la Congrégation de l'Oratoire, déclare que l'arrêt de la nutrition chez un patient en coma irréversible permet seulement à une pathologie mortelle déjà existante de suivre son cours naturel ; il est alors éthiquement acceptable.

– Shannon (48) dit que l'arrêt de la nutrition, en cas d'EVP, est éthiquement acceptable. Il estime cependant que l'arrêt, comme la poursuite, de la nutrition créent un malaise et qu'il faut poursuivre le débat à ce sujet.

– Le Comité d'éthique de Notre-Dame de la Merci (22) au Canada rapporte que, lors du Congrès de la Catholic Health Association, certains théologiens classaient la nutrition artificielle, chez des patients en coma irréversible, parmi les « moyens extraordinaires», donc non obligatoires, alors que, pour d'autres, ce sont « de simples moyens requis par le cours de la vie et dont l'arrêt équivaut à un homicide ».

Textes sans référence confessionnelle

Prises de position institutionnelles

– La Commission du Président ... (45), dont le rapport faisait suite aux remous provoqués par « l'Affaire Quinlan », recommande, dans le soin des patients inconscients de manière permanente, de s'abstenir de traitements énergiques et s'en remet au jugement de la famille et des professionnels de la santé pour ce qui concerne le maintien de l'alimentation artificielle.

– Le Conseil des affaires éthiques de l'American Medical Association (4) englobe la nutrition dans les traitements de prolongation de la vie ; il estime qu'on peut l'arrêter chez les patients en coma irréversible, tout en veillant à sauvegarder la dignité de ces patients.

– l'Académie américaine de neurologie (3), se référant au cas de P. Brophy (40), déclare que la nutrition artificielle (qui inclut aussi l'hydratation) est un traitement médical, même si elle a une valeur symbolique pour l'entourage et la société : on peut l'arrêter chez des patients en EVP.

– L'Académie américaine d'éthique médicale publie le memorandum de Marzen (36) qui critique les recommandations de l'Académie de neurologie et soulève des questions d'ordre physiopathologique.

– le Hastings Center (30) analyse le processus de décision concernant l'arrêt des traitements de soutien de la vie et des soins aux mourants ; il ne définit pas de règles générales mais admet que chaque cas doit être évalué avec attention.

– Enfin, l'Académie suisse des sciences médicales (2) estime que, même si la respiration spontanée et la déglutition sont conservées, l'arrêt des « mesures spéciales destinées à prolonger la vie » est admissible. Cette expression manque de clarté. L'Académie ajoute que la décision appartient au médecin qui doit tenir compte de la volonté présumée du malade et de l'attitude de l'entourage.

Prises de position individuelles

– Angell (6) critique la décision de la cour suprême du Missouri, qui a refusé l'arrêt de la nutrition pour N. Cruzan (en EVP depuis plusieurs années) en alléguant que personne n'était qualifié pour prendre la décision à la place de la patiente. Il espère que la cour suprême des Etats-Unis, saisie pour la première fois de ce type d'affaire en décembre 1989, rendra (vraisemblablement après l'été 1990) un arrêt favorable à l'interruption de la nutrition.

– Annas (8) proteste contre la décision d'un juge de l'Etat du Massachusetts qui avait refusé le retrait du tube de gastrostomie de P. Brophy, en EVP depuis près de 3 ans. Un an plus tard, la cour suprême du Massachusetts autorisait ce retrait, tenant compte du souhait antérieur du patient.

– Armstrong (9), représentant des familles de K. Quinlan, puis de N. Jobes (toutes deux en EVP) devant la cour suprême du New Jersey, déclare que la poursuite de la nutrition artificielle est sans « bénéfice » pour ces patients, même si les familles et les soignants la trouvent parfois justifiée.

– Beresford (12) approuve, de façon plus nuancée, l'arrêt de la cour suprême du Massachusetts pour P. Brophy, de même que celui, allant dans le même sens, concernant le frère J. Fox. Antérieurement (11), il avait eu une position analogue à propos du cas Eichner.

– Campbell (20) estime que la poursuite de la nutrition artificielle pour K. Quinlan « a été mauvaise pour la malade, pour sa famille et pour la société ». Il souhaite des règles protégeant le droit essentiel des patients « incompétents » ; il juge aussi que, dans certains cas, on devrait les laisser mourir (19).

– Pour Cranford (24), quand il n'y a plus d'espoir et quand le malade ne peut plus s'alimenter, l'objection que l'arrêt de l'alimentation entraîne directement la mort perd de sa valeur. Cet auteur approuve l'arrêt de la cour suprême de Californie, relaxant le Dr Barber accusé du meurtre de C. Herbert (il avait supprimé, chez ce patient en EVP, le respirateur puis la nutrition artificielle).

– Cranford (25) précise que l'arrêt de la nutrition artificielle entraîne la mort en 1 à 30 jours ; il faut, dit-il, s'efforcer de convaincre la famille que le patient ne peut ressentir ni faim ni soif et qu'il suffit de veiller à une hygiène buccale adéquate.

– E. Emanuel (28) critique les décisions judiciaires en faveur de la poursuite de la nutrition artificielle lorsque le patient ne s'est pas exprimé antérieurement à ce sujet.

– Lo *et al.* (34) remarquent que les arguments de la cour suprême du Missouri, dans « l'Affaire Cruzan », sont libéraux à propos de la poursuite de la nutrition artificielle mais très stricts à propos de son arrêt. Ils estiment que la décision de la Cour suprême des Etats-Unis aura un impact national et que les médecins devraient obtenir d'avance les souhaits écrits de leurs patients pour le cas où cette éventualité se produirait. Faute de quoi, disent-ils, les Cours continueront à assumer un rôle médical pour lequel elles sont peu qualifiées.

– Mac Kay (35) critique deux décisions de la cour suprême du New Jersey, refusant l'arrêt de la nutrition artificielle : pour H. Peter, elle déclara que le critère « d'espérance de vie limitée » ne concernait pas les sujets en EVP ; pour N. Jobes, elle admit que le coma était irréversible (sur la base d'un flux sanguin et d'un métabolisme du glucose très diminués dans le cerveau) mais N. Jobes n'avait pas exprimé d'avis antérieurement. A ce propos, l'auteur souligne l'importance primordiale accordée aux volontés exprimées par les patients du temps où ils étaient « compétents » : cette tendance est particulièrement nette aux Etats-Unis.

– Orentlicher, tout récemment (41), réfute l'un après l'autre les arguments de la Cour suprême du Missouri dans l'Affaire Cruzan et estime qu'il n'aurait pas fallu refuser aux parents l'arrêt de la nutrition artificielle.

– Paris et Reardon (43) justifient l'arrêt de tout traitement, y compris la nutrition artificielle, chez les sujets en EVP, par l'irréversibilité de la situation, les volontés antécédentes du patient, le désir de la famille et le caractère disproportionné des soins.

– Wikler (52) est favorable à l'arrêt de la nutrition artificielle chez les sujets en EVP. Il estime que la discussion sur le caractère médical ou non de la nutrition artificielle a peu d'intérêt ; enfin, il analyse l'aspect anthropologique de l'EVP.

– Wolf (53) trouve que la cour suprême du Missouri s'est placée sur un plan exclusivement juridique et « n'a pas entendu les voix de M. Cruzan et de sa famille ».

Toutes ces prises de position personnelles sont donc favorables à l'arrêt de la nutrition artificielle chez les patients en EVP. On trouve cependant dans la littérature quelques opinions opposées, exprimées avec conviction.

– Biniek *et al.* (13) jugent qu'il faut poursuivre la nutrition artificielle chez les patients en EVP, même si l'EEG est définitivement plat.

– Bopp (14) estime que la poursuite de la nutrition artificielle pour N. Cruzan représente « le meilleur intérêt de la patiente », que ses déclarations antérieures en faveur de l'arrêt ne sont pas recevables et que les parents ne peuvent légalement exiger cet arrêt car il ne s'agit plus d'une mineure. Enfin, il redoute les « dérapages » dans ce domaine.

– Brody (16), à propos du cas de Miss T., déclare que l'arrêt de la nutrition artificielle serait cause de sa mort et est donc illicite.

– Derr (26), expert de la partie civile dans le procès Brophy, insiste sur la dimension éthique négative de l'arrêt de la nutrition artificielle chez les patients en EVP. Il estime que cet arrêt a des effets pervers sur la relation soignant-soigné, sur l'intégrité de l'éthique professionnelle et comporte des risques de dérive.

– Rosner (47) pense que la nutrition artificielle, chez les comateux irréversibles, comporte une différence moralement significative par rapport aux autres traitements et qu'elle est requise dans tous les cas. Ce qui est légal, ajoute-t-il, n'est pas toujours moral.

L'ARRÊT DE LA NUTRITION CHEZ LES DÉMENTS MAJEURS

Ce problème sort du cadre de notre sujet ; on l'aborde cependant brièvement. En effet, certains points de vue opposés à l'arrêt de la nutrition artificielle chez les patients en EVP (26) sont motivés en partie par la crainte de « dérapages » ; des points de vue favorables à cet arrêt (38) sont exprimés par des auteurs bien conscients de ce risque.

– McCormick (38) rapporte le cas de Cl. Conroy, grande débile mentale âgée, vis-à-vis de laquelle la Cour suprême du New Jersey a autorisé l'arrêt de la nutrition artificielle. L'auteur approuve mais il souligne qu'une telle mesure, chez ce type de patients, pas totalement privés de contacts avec l'environnement, comporte davantage de risques de dérive que chez les sujets en EVP.

La difficulté, dit-il, est de « placer la frontière à sa juste place ». Il partage ainsi certaines inquiétudes de Callahan (18) : ce dernier juge indispensable de résister aux pressions économiques et sociales qui ne manqueront pas de s'exercer en ce qui concerne le soin des personnes âgées dépendantes.

– Watts (51) rapporte le cas de Mr V, 89 ans, atteint de maladie d'Alzheimer : à l'occasion d'un coma brutal, divers essais de nutrition artificielle échouèrent, ce qui conduisit à se contenter d'une alimentation per os très faible ; la mort survient un mois plus tard. L'auteur estime qu'on a ainsi respecté la dignité du malade et assuré un certain confort.

LES ACTEURS DE LA DÉCISION

– En France, on estime généralement que les décisions doivent être prises par le médecin, en concertation avec l'équipe soignante, et après des entretiens avec la famille (17).

– L'Académie suisse des sciences médicales (2) a une position très voisine : elle précise que le médecin doit tenir compte de la personnalité antérieure du sujet, de ses souhaits présumés, et de l'attitude de la famille, de l'entourage.

– Doucet (27), d'Ottawa, fait les mêmes remarques et ajoute que l'avis d'un Comité de bioéthique peut être utile « pour clarifier les questions éthiques en cause dans chaque situation ».

– Campbell (19), en Grande-Bretagne, a une position proche de celle des francophones.

– Aux Etats-Unis, une grande importance est attachée à la volonté présumée du patient (3, 6, 7, 8, 9, 34, 35, 41, 45).

L'Académie américaine de neurologie (3) souligne la responsabilité du médecin dans l'établissement du diagnostic et du pronostic mais donne la priorité, pour la décision, aux volontés exprimées antérieurement par le patient et à l'accord de la famille. En cas d'opposition personnelle du médecin, celui-ci est invité à accepter le transfert du patient dans un autre service.

La Commission du Président ... (45) attache de la valeur aux directives laissées par le patient mais insiste surtout sur le dialogue entre le médecin et la famille.

Les médecins traitants jugent souvent que l'arrêt des traitements est éthiquement inacceptable (35). Ils redoutent les conséquences judiciaires de leurs décisions (24, 35).

Les tribunaux sont donc souvent saisis avant les décisions d'arrêt des traitements (6, 7, 8, 9, 11, 12, 24, 34, 35, 41, 43, 47, 50). La lourdeur des procédures suscite de nombreuses critiques (7, 8, 9, 35). Nombre d'auteurs plaident pour l'établissement et la reconnaissance officielle de « recommandations » qui fixeraient des lignes de conduite suffisamment précises et permettraient d'éviter une inflation de procédures judiciaires (16, 24, 25, 35).

PRÉVENTION

En France, Le Gall (32) déclare : « Il est raisonnable, lorsqu'on a la certitude de l'échec, d'arrêter les techniques de réanimation et de laisser le malade mourir avec un traitement de confort (...). Il faut développer les méthodes pronostiques qui permettent de prévoir suffisamment tôt le risque de coma chronique et d'arrêter alors les méthodes de réanimation. En pratique, toutefois, l'incertitude est telle devant des cas individuels que l'application des méthodes statistiques est encore très aléatoire. »

Aux Etats-Unis, si Levy *et al.* (33) estiment que l'analyse des signes neurologiques, lors du coma initial, peut contribuer à la décision, la plupart des auteurs reconnaissent la difficulté du pronostic dans un cas individuel :

– Selon Braakman *et al.* (15), dans environ 10 % des cas de coma post-traumatique on peut prévoir, dès les premières semaines après l'accident, que le patient va mourir ou rester végétatif, mais on ne peut affirmer laquelle de ces deux éventualités va se concrétiser.

– Pour Cranford (24), l'arrêt du traitement à un stade relativement précoce et encore médicalement instable pourrait éviter la survie en état végétatif ; mais, dans les conditions actuelles, « la certitude du pronostic est souvent insuffisante pour justifier l'arrêt d'une ou de toutes les formes de traitement à un tel stade ».

– Pour L. Emanuel (29), la progression du nombre des EVP est la rançon des progrès liés à l'emploi de la réanimation et cela a conduit à exclure certains cas de la réanimation. L'American Medical Association a recommandé que l'ordre DNR (Do not Resuscitate) soit appliqué dans les hôpitaux ; même si cet ordre est trop formel et limité, dit Emanuel, il souligne « la nécessité de discussions plus larges et plus précoces sur les interventions inappropriées ».

CONCLUSION

– Il existe un large consensus pour admettre que les traitements proprement médicaux peuvent être arrêtés quand il n'y a plus de doute sur l'irréversibilité.

– Le débat réel concerne la nutrition artificielle : peut-on l'arrêter ou non ? Si on l'arrête dans des cas exceptionnels, ne risque-t-on pas ensuite d'en étendre abusivement les indications ?

– On admet que les EVC, rançon des progrès de la réanimation, pourraient peut-être se trouver en partie évités par une meilleure adaptation de la réanimation mais les critères de cette adaptation sont encore mal connus.

BIBLIOGRAPHIE

1. Académie nationale de médecine, Séance du 22 mars 1988, L'expérimentation sur l'homme, *in* : *Lettre d'information du Comité consultatif national d'éthique*, 1988, n° 12, 2.
2. Académie suisse des sciences médicales, *Directives et recommandations d'éthique médicale*, Schwabe et Cie éd., Bâle, 1984.
3. American Academy of Neurology (Executive Board), Position of the American Academy of Neurology on certain aspects of the care and management of the persistent vegetative state patient, *Neurology* 1989, *39*, 125-126.
4. American Medical Association, Opinion of the AMA council on ethical and judicial affairs, Withholding or withdrawing life prolonging medical treatment, 15 mars 1986 (Communiqué par l'Association).
5. American Medical Association, (Council on scientific affairs and council on ethical and judicial affairs), Persistent vegetative state and the decision to withdraw or withhold life support, *JAMA* 1990, *263*, 426-430.
6. Angell M., Prisoners of technology, The case of Nancy Cruzan, *New Engl. J. Med.* 1990, *322*, 1226-1228.
7. Annas G., Quinlan, Saikewicz and now Brother Fox, *Hastings Center Report* 1980, *10* (3), 20-21.
8. Annas G., Do feeding tubes have more rights than patients ? *Hastings Center Report* 1986, *16* (1), 26-28.
9. Armstrong P., Colen B., From Quinlan to Jobes, The courts and the PVS patient, *Hastings Center Report* 1988, *18* (1) 37-40.
10. Arts W., Van Dongen H., Van Hof - Van Duin J., Lammens E., Unexpected improvement after prolonged posttraumatic vegetative state, *J. Neurol. Neurosurg. Psychiatry* 1985, *48*, 1300-1303.
11. Beresford R., Termination of life support in vegetative states, New York Court sets guidelines for private decisions, *Ann. Neurology* 1982, *11*,103-104.
12. Beresford R., The Brophy case : Whose life is it ? *Neurology* 1987, *37*, 1357-1358.
13. Biniek R., Ferbert A., Rimpel J. *et al.*, The complete apallic syndrome - a case report, Intens. *Care Med.* 1989, *15*, 212-215.
14. Bopp J., Choosing death for Nancy Cruzan, *Hastings Center Report* 1990, *20* (1), 42-44.
15. Braakman R., Jennett W., Minderhoud J., Prognosis of the posttraumatic vegetative state, *Acta Neurochir*, (Wien), 1988, *95*, 49-52.
16. Brody B., Ethical questions raised by the persistent vegetative state patient, *Hastings Center Report*, 1988, *18* (1), 33-36.
17. Brûlé J., Danzé F., Vallée D., Etat végétatif chronique : diagnostic, pronostic, problèmes

thérapeutiques, *Rev. franc. dom. corporel* 1988, *14* (2), 191-194.
18. Callahan D., On feeding the dying, *Hastings Center Report* 1983, *13* (5), 22.
19. Campbell A., The right to be allowed to die, *J. med. ethics* 1983, *9*, 136-140.
20. Campbell A., Children in a persistent vegetative state, *Brit. med. J.* 1984, *289*, 1022-1023.
21. Comité consultatif national d'éthique (CCNE), Avis sur les expérimentations sur des malades en état végétatif chronique, *in* : CCNE, Ethique et recherche biomédicale, Rapport 1986, 27-28, la documentation française, Paris, 1987.
22. Comité de bioéthique au CHNDM, *Note sur l'alimentation et l'hydratation, Soins adaptés*, Coll. Notre-Dame de la Merci, Montréal, Canada, 1988, annexe 3, 41-45.
23. Coulter D., Neurologic uncertainty in newborn intensive care, *New Engl. J. Med.* 1987, *316*, 840-843.
24. Cranford R., Termination of treatment in the persistent vegetative state, *Seminars in Neurology* 1984, *4* (1), 36-44.
25. Cranford R., The persistent vegetative state : The medical reality, *Hastings Center Report* 1988, *18* (1), 27-32.
26. Derr P., Why food and fluids can never be denied, *Hastings Center Report* 1986, *16* (1), 28-30.
27. Doucet H., *Mourir, approches bioéthiques*, Desclée, Paris, Novalis, Ottawa, 1988, Coll. L'horizon du croyant, 97-116.
28. Emanuel E., What criteria should guide decision makers for incompetent patients ? *Lancet* 1988, 1, 170-171.
29. Emanuel L., Does the DNR order need life-sustaining intervention ? Time for comprehensive advance directives, *Amer. J. Med.* 1989, *86*, 87-90.
30. Hastings Center, *Guidelines on the termination of life-sustaining treatment and the care of the dying*, Indiana University Press, Bloomington, Indianapolis, 1987.
31. Kelly G., The duty of using artificial means of preserving life, *Theological studies* 1950, *11*, 203-220.
32. Le Gall J.-R., Problèmes éthiques en réanimation, *in* : *Ethique médicale et droits de l'homme*, Actes Sud, INSERM éd., Arles, Paris, 1988.
33. Levy D., Carona J., Singer B. *et al.*, Predicting outcome from hypoxic - ischemic coma, *JAMA* 1985, *253*, 1420-1426.
34. Lo B., Rouse F. et Dornbrand L., Family decision making on trial, *New Engl. J. Med.* 1990, *322*, 1228-1232.
35. Mackay R., Terminating life-sustaining treatment - recent H. S. developments, *J. Med. Ethics* 1988, *14*, 135-139.
36. Marzen T., Mémorandum, *The Healing Ethic* 1989, *2* (3), 1-6.
37. Mathé J., Les techniques d'éveil ? Pourquoi ? Comment ? Pour qui ?, *Réadaptation* 1985, n° 323, 7-9.
38. McCormick R., Caring or starving ? The case of Claire Conroy, *America* 1985, *152*, 269-273.
39. McCormick R., The quality of life, the sanctity of life, *Hastings Center Report* 1978, *8* (1) 30-36 ; reproduit dans : McCormick R., *How Brave a New World ?* Georgetown University Press, Washington, 1981.
40. Munsat T., Stuart W., Granford R., Guidelines on the vegetative state : Commentary on the American Academy of Neurology statement, *Neurology* 1989, *32*, 123-124.
41. Orentlicher D., L'affaire Cruzan contre le directeur de la Santé du Missouri : un problème éthique et légal, *JAMA* (éd. fr.) 1990, *15*, 283-287.
42. O'Rourke K., The AMA statement on tube feeding : an ethical analysis, *America* 1986, *155*, 321-331.
43. Paris J., Reardon F., Court responses to withholding or withdrawing artificial nutrition and fluids, *JAMA* 1985, *253*, 2243-2245.
44. Paris J., McCormick R., The Catholic tradition on the use of nutrition and fluids, *America* 1987, *156*, 356-361.
45. President's Commission for the study of ethical problems ..., *Deciding to forego life-sustaining treatment*, U.S. Government printing office, Washington, 1983.

46. Rosemberg G., Johnson S., Brenner R., Recovery of cognition after prolonged vegetative state, *Ann. Neurol.* 1977, *2*, 167-168.
47. Rosner F., Withdrawing fluids and nutrition : an alternative way, *Bull. N.-Y. Acad. Med.* 1988, *64*, 363-375.
48. Shannon T., Walter J., The PVS patient and the foregoing/withdrawing of medical nutrition and hydration, *Theological Studies*, 1988, *49*, 623-647.
49. Thomasma D., Brumlik J., Ethical issues in the treatment of patients with a remitting vegetative state, *Amer. J. Med.* 1984, *77*, 373-377.
50. Verspieren P., *Biologie, médecine et éthique. Textes du Magistère catholique*, Le Centurion, Paris, 1987.
51. Watts D., Cassel C., Extraordinary nutritional support. A case study and ethical analysis, *J. Amer. Geriatr. Soc.* 1984, *32*, 237-242.
52. Wikler D., Not dead, not dying ? Ethical categories and persistent vegetative state, *Hastings Center Report* 1988, *18* (1), 41-47.
53. Wolf S., Nancy Beth Cruzan : In no voice at all, *Hastings Center Report* 1990, *20* (1), 38-41.

Un enjeu éthique majeur

Marie-Louise Lamau

UNE SITUATION QUI A VALEUR DE PARADIGME

Plusieurs contributions de cet ouvrage s'attachent à définir avec précision l'expression « état végétatif », à décrire le syndrome ainsi désigné, à le distinguer d'autres états similaires, à dire à quelles conditions l'on peut parler d'« état végétatif chronique » (EVC). Une telle rigueur est indispensable.

L'ensemble de ce volume, en effet, l'atteste : s'agissant de ces patients des *décisions* s'imposent : il faut poser un diagnostic et risquer un pronostic, adapter ou créer des structures de soin et d'accueil, former et soutenir les soignants, apprendre à accompagner les familles, prendre des dispositions sociales et juridiques.

Mais quels critères guideront les décideurs ? Le moraliste, placé devant les questionnements éthiques que soulève l'EVC, se doit d'être à l'écoute des praticiens, de prendre en compte la spécificité de ce syndrome, de se demander si ce terme générique ne recouvre pas un ensemble hétérogène. Bref il doit éviter, devant une situation inédite et pour laquelle l'éthicien manque de traditions, de raisonner trop vite par analogie, d'assimiler l'EVC à des situations qui pour être proches n'en sont pas moins différentes.

Pourtant il ne peut ignorer que l'EVC représente une *situation limite* mais *évocatrice* dans la mesure où elle rassemble et porte à l'extrême un certain nombre de traits qui se retrouvent, de façon diffuse ou dispersée, dans d'autres pathologies, handicaps et/ou situations de fin de vie.

Les EVC sont apparus au rythme même du développement des SAMU, des SMUR et des techniques de réanimation d'urgence. La médecine de pointe s'y heurte en quelque sorte à ses propres succès, incapable qu'elle est, souvent, de pronostiquer de façon précoce et assez sûre qui, parmi ses patients, évoluera inéluctablement vers l'EVC.

Les EVC représentent des fins de vie qui peuvent se prolonger longtemps avec des moyens, dont le coût – certes – arrive à être lourd, mais qui n'en relèvent pas moins de la technique courante d'un service hospitalier. De la même manière, certains grands vieillards donnent l'impression de n'en pas finir de mourir, alors qu'aucun traitement excessif ne leur est appliqué.

Le trait le plus troublant de l'état végétatif est l'absence de communication à laquelle il condamne le patient. Mais un trouble semblable est ressenti devant un grand dément, devant une personne âgée atteinte de la maladie d'Alzheimer, devant un nouveau-né anencéphale.

Le patient en état végétatif, enfin, dépend en tout de son entourage. Mais bien d'autres situations humaines entraînent une dépendance similaire, de façon transitoire ou définitive.

Le moraliste ne peut dès lors ignorer *l'extrapolation* probable à d'autres situations, en partie similaires, des orientations qu'il préconisera pour les patients en EVC.

Dire cela n'est pas avancer l'argument de la « pente glissante » (*slippery slope)*, mais tenir compte du besoin de *cohérence* de l'esprit humain.

L'argument de la « pente glissante » consiste à soutenir que, si un risque juridique ou éthique est pris dans un situation donnée, il ne tardera pas à se propager de proche en proche jusqu'aux pires excès. Il conduit donc à un « tutiorisme » extrême, c'est-à-dire au choix, dans tous les cas, de la solution la plus sûre pour celui qui décide. Celui-ci mettra tous les atouts de son côté pour n'enfreindre – même en apparence – ni la loi ni la morale. Une telle position éthique a l'inconvénient de se fonder sur la peur de la transgression et des débordements qu'elle pourrait entraîner plutôt que sur la recherche de ce qui, dans la situation présente, pourrait être la décision la plus juste, la plus respectueuse des personnes et des valeurs en cause. Elle oublie en outre que l'acte bon se situe toujours entre des excès contraires (trop ou trop peu). *In medio stat virtus* disaient les disciples médiévaux d'Aristote, non pour faire l'éloge de la médiocrité mais pour signaler que la décision pertinente se présente comme un point d'équilibre entre des défauts contraires. Il faudrait se souvenir, enfin, que le terrain des discernements humains est souvent semé d'embûches et que le type de vérité auquel peut atteindre la décision n'est pas de type spéculatif mais de type pratique. Devant des problématiques difficiles où l'on peut légitimement hésiter dans l'analyse des données et dans l'orientation de l'action, la décision sera toujours risquée. C'est pourquoi, d'ailleurs, elle se prête à une relecture, à une appréciation de ses conséquences, de ses retentissements sur les acteurs et plus largement sur l'image qu'une société se renvoie à elle-même en acceptant ou en refusant telle pratique.

Et c'est là la part de vérité que voudrait sans doute exprimer l'argument de la « pente glissante ». L'esprit humain a besoin de se dire à lui-même les raisons de son action. A un geste posé dans l'urgence et en obéissant à une sorte d'instinct que c'est bien cela qu'il faut faire, à une protestation viscérale que telle situation ne peut durer, il va donner des légitimations. Ces dernières à leur tour influenceront d'autres décisions, surtout si elles sont propagées par une sorte de militance. Bref une pratique, et d'autant plus qu'elle est généralisée, ne va jamais sans modifier les mentalités de ceux qui se l'autorisent ou qui la prônent. Elle influence encore ceux qui en sont témoins. Elle tend progressivement à passer pour « normale ». Elle servira alors de référence à des décisions prises dans d'autres champs d'action.

C'est pourquoi – et ceci est encore plus vrai dans une société médiatisée comme la nôtre – les *raisons* données pour expliquer et justifier une prise de position peuvent avoir autant de poids que la décision elle-même.

L'existence de patients en EVC renvoie la communauté humaine à *deux grands types de questions.*

Les premières sont *d'ordre anthropologique*. Elles s'inquiètent du statut de tels patients. Ces interrogations n'ont pas qu'un intérêt spéculatif. Les réponses données, ou la suspension de réponse, auront des retentissements sur les comportements concrets.

Ceux-ci, toutefois, dépendront avant tout de l'orientation prise devant le second type de questions, proprement *éthiques* : « que décider ? ».

INTERROGATIONS ANTHROPOLOGIQUES

Choquante pour les personnels soignants et les familles lorsqu'elle est verbalisée sans précaution, la première question n'en affleure pas moins dans le trouble ressenti, les questions angoissées, la lassitude et le sentiment d'étrangeté et d'inutilité qu'ils éprouvent lorsque, la phase de thérapeutique active achevée, le patient s'installe dans la chronicité. Que sont, en effet, ces êtres humains à qui le rythme sommeil/veille, la respiration spontanée, quelques mouvements oculaires, donnent une apparence d'éveil, mais à qui toute parole est interdite, avec qui la communication est coupée, et dont on ne peut savoir s'ils perçoivent quelque douleur (les opinions sur ce point sont très partagées) ?

Nous l'avons dit, d'autres pathologies sont difficilement supportables pour les équipes soignantes, y provoquent une situation de crise : les handicaps de la naissance, les douleurs que l'on ne peut ou ne sait soulager, les cancers ORL qui rongent le visage, les démences séniles… D'autres fins de vie paraissent interminables, ainsi celles de grands vieillards…

L'absence de communication est ce qui est le plus pénible chez les patients en EVC. Dans une société où se déversent des flots de parole, comment interpréter ce mutisme, cette absence de relations verbales, tactiles ou visuelles ?

Si suggestives soient-elles par ailleurs, certaines anthropologies contemporaines, qui mettent l'accent sur la parole comme le propre de l'homme, font, en contraste, mieux percevoir le caractère déconcertant de la situation des patients en EVC.

Voici ce qu'écrit, par exemple, Jean-François Malherbe :

> « L'essentiel de l'être humain se joue dans la parole. La parole est le *lieu* de la réciprocité puisque, sans elle, le concept de réciprocité n'aurait aucun sens. Elle est le *moyen* de la réciprocité puisque c'est dans et à travers la parole que l'être humain prend conscience qu'il est appelé à une réciprocité dont il devient responsable. La parole est aussi le *but* de la réciprocité puisque c'est à travers elle que l'être humain réalise son essence véritable. Autrement dit, c'est l'échange de parole libre et responsable qui définit la finalité de l'être humain… (1)* »

Un tel propos ne vise pas les patients en EVC. Et son auteur n'accepterait pas que l'on en tire des conclusions hâtives à leur sujet. Mais une telle conception de l'homme fait percevoir avec plus d'acuité le drame de leur situation. Dans la mesure où ils

* p. 85

ressentiraient encore quelque chose, voici des êtres murés dans une impossibilité de communiquer, y compris par un langage non verbal. Voici ceux qui les entourent et les soignent condamnés à l'approche d'un corps humain dont ils ne reçoivent pas de réponse. Peut-être est-ce à cause du caractère insoutenable de cette non-relation que des mères ou des soignants se persuadent que leur présence apaise le patient, affirment obtenir de lui une communication par le toucher. Phantasme ou sensibilité exacerbée devenue capable de capter des signes fugitifs ? Comment savoir ? Le doute, l'incertitude ajoutent à la souffrance des familles, déconcertent les équipes soignantes. Les divergences d'appréciation rendent difficiles, voire enveniment les relations entre les unes et les autres.

Comment s'étonner du trouble, de l'éventuelle envie de fuir ou de voir cela finir, ou encore – à l'inverse – d'un sursaut à la limite du délire pour réenfanter en quelque sorte à la parole celui qui s'est brutalement tu ?

Non exprimée en clair, voire fortement refoulée, la question est bien là : « En face de qui nous trouvons-nous ? Qui sont-ils, où sont-ils, ceux-là avec qui nous ne pouvons communiquer, que notre affection semble ne plus pouvoir rejoindre ? »

Brutale, l'appellation de « plante verte » ou de « légume » que l'on entend dans certains services est déjà une ébauche de réponse. Elle exprime, de façon crue, ce que ressentent certains soignants. Mais ne fait, après tout, que reprendre – en l'entendant au premier degré – le terme même de « végétatif » par lequel est désigné cet état.

Deux sortes de propositions plus élaborées se rencontrent.

Les unes s'interrogent sur la qualité d'être humain ou de personne du patient en état végétatif chronique. Les autres se demandent si ceux-ci ne sont pas des mourants ou des morts.

Nous évoquerons d'abord *deux types de réponses qui dénient aux patients en EVC soit la qualité d'homme soit celle de personne*. Nous les avons retenues parce que, dans l'un et l'autre cas, une telle dénégation, qui semblerait devoir être tout-à-fait spécifique, est étendue à d'autres situations de la vie humaine.

Une première position a été défendue par M. Cara dans un numéro de la revue *Agressologie* (2) où d'autres contributions plaident pour l'expérimentation faite sur les patients en EVC (3, 4). M. Cara pose un principe : il n'est d'homme que pensant. Or, continue-t-il, la pensée s'appuie sur le fonctionnement, d'une complexité extraordinaire, du cerveau. Quand le cerveau humain n'a pas encore atteint une complexité suffisante ou quand il s'est dégradé, l'être n'est pas encore, ou il n'est plus, partie intégrante de l'humanité. Ainsi le petit enfant entre-t-il véritablement dans l'humanité aux environs de deux ans. En revanche un homme qui ne pense plus cesse d'en faire partie. C'est le cas d'un patient en EVC. Un tel état ne devrait pas être diagnostiqué en se basant sur la durée mais sur l'analyse anatomo-physiologique des signes présentés par ce patient. La destruction anatomique du cerveau supérieur implique un retour à l'animalité. Le malade n'est donc pas dans un état « végétal », mais bien « animal » car il respire spontanément ce que ne fait pas une plante.

Beaucoup plus élaboré, le point de vue de H. Tristram Engelhardt Jr ne doit pas être confondu avec le précédent. L'auteur est néo-kantien. Il entend le terme de *personne* au sens éthique du mot. Dès lors, pour lui, tous les êtres humains ne sont pas des personnes. Ils n'ont pas tous, en effet, conscience d'eux-mêmes, ne jouissent pas tous de la raison ni ne sont aptes à concevoir l'éventualité de blâme ou de louange. Les fœtus, les tout petits enfants, les malades mentaux profondément atteints, les comateux sans espérance de réveil nous donnent des exemples d'êtres qui sont membres de l'espèce humaine, mais ne font pas partie de la communauté morale des personnes. Ils sont incapables, en effet, de formuler ou de mériter une appréciation éthique (5)*.

Selon Engelhardt, il y a donc, à l'intérieur de l'espèce humaine, des personnes et des non-personnes (certaines ne le sont pas encore mais le seront vraisemblablement, d'autres ne le sont plus après l'avoir été, d'autres, enfin, ne le seront jamais). A ces dernières, la société humaine concède cependant « le statut *social* de personnes » (5)**. Ils peuvent alors avoir des droits, ils n'ont pas de devoirs. De tels droits sont, toutefois, plus fragiles que ceux des personnes au sens strict et, finalement, dépendent de leur appréciation. C'est ainsi que l'auteur plaide la cause des parents de nouveau-nés sévèrement handicapés. Que la société, par suite de sa conception particulière de la bienfaisance, les contraigne à faire traiter leur enfant revient à faire violence à une communauté de personnes libres qui ont à choisir comment agir envers ceux de ses membres qui sont des non-personnes (5)***.

Ces deux positions ont ceci en commun de rejeter non seulement les êtres humains en EVC mais ceux qui commencent leur vie et certains de ceux qui la terminent en dehors des frontières soit de l'humanité soit de la communauté des personnes. Elles entendent rendre compte du fait, incontestable, qu'il faut beaucoup de temps pour que se construise un homme et qu'il en faut, quelquefois, beaucoup aussi pour que sa vie s'éteigne définitivement. Mais la conceptualisation qu'ils proposent est-elle convaincante ?

Que peut-on dire en faveur de la position de Cara ? L'existence même des EVC ne révèle-t-elle pas la présence de frontières floues lors de l'émergence et de la fin de la vie humaine et ne nous renvoie-t-elle pas, dans une sorte de parallélisme, aux débats actuels sur le « statut » de l'embryon ?

Dans une première approche, l'on pourrait être tenté de chercher une analogie dans la position aristotélicienne reprise par Thomas d'Aquin (6) (et dite de l'animation tardive). De même que l'embryon s'humanise par étapes, passant d'abord par une étape végétative, puis une étape sensitive, avant d'être doté d'un principe de vie proprement humain, intellectif, de même les malades en état végétatif chronique nous mettraient en présence d'êtres d'où la vie proprement humaine se serait retirée. En fait, outre que la position thomiste**** fait difficulté, aux yeux de l'embryologie moderne (elle ignore, en effet, que le patrimoine génétique se trouve déjà tout entier dans l'œuf fécondé), elle ne nous est pas d'un véritable secours s'agissant des EVC. Thomas, fidèle à l'anthropologie aristotélicienne et s'opposant aux vues de Platon, tient que

---

* p. 107-109.
** p. 115-121 ; c'est nous qui soulignons.
*** p. 118.
**** Ia, Q.76, art. 3, ad 3m et Q. 118, art. 2, ad 2m.

l'homme, dans sa complexité, est un *. Pour lui donc le principe de vie (qu'il appelle *anima*) proprement humain, autrement dit l'« anima » rationnelle de l'homme, va assumer les fonctions des « *animæ* » (végétative et sensitive) qui l'ont précédée et que sa survenue *détruit* **. On ne voit pas très bien dès lors comment ces dernières pourraient faire retour. Thomas aurait sans doute dit que chez le patient en EVC, c'est l'« *anima* » humaine qui continue à être au principe de ce qui reste de vie.

Dans un Avis rendu en 1986, et confirmé en 1989, le Comité consultatif national d'éthique (CCNE) a refusé le principe des expérimentations sur les patients en EVC.

> « Ils sont des êtres humains qui ont d'autant plus droit au respect dû à la personne humaine qu'ils se trouvent en état de grande fragilité. »

Dès lors le CCNE ne peut accepter qu'ils soient traités comme

> « un moyen de progrès scientifique quel que soit l'intérêt ou l'importance de l'expérience qui n'a pas pour objet l'amélioration de leur état. (7) »

L'on notera avec intérêt que le CCNE n'utilise pas ici une notion symétrique à celle de « personne humaine potentielle » dont il se sert pour désigner le fœtus et l'embryon et qui lui permettrait de dire – par exemple – qu'en dépit de la dégradation de leurs facultés supérieures et des lourdes pertes qu'ils ont subies, ces êtres humains doivent être traités avec respect. Par ailleurs il est clair que l'orientation de ce texte n'est pas théorique mais pratique. Il vise non à « définir » ni même à décrire mais à dire comment agir. C'est pourquoi l'affirmation qu'il s'agit bien d'êtres humains ne s'accompagne pas de justifications.

Un exposé systématique, et de haute tenue, se trouve en revanche dans le Rapport de 1987 sur « la recherche biomédicale et le respect de la personne humaine » (8). Or, curieusement, l'on y trouve une terminologie qui évoque celle d'Engelhardt, à savoir une distinction entre « personne de fait » et « personne de droit ».

> « La *personne de fait,* c'est en somme l'être concret de chair et de sang, de regard et de parole, de sensibilité et de vouloir, de raison et de liberté. Etant reconnaissable à tous ces traits ensemble, qu'un seul d'entre eux vienne à lui faire défaut et la voici qui s'estompe. Dans le cours d'une vie individuelle, elle est tardive, fragile, fugace. Est-elle déjà là chez le fœtus sans autonomie et sans voix ? Est-elle vraiment là chez l'aliéné profond sans libre arbitre ? Est-elle toujours là chez le comateux sans espérance ? Elle connaît le plus et le moins, balbutiante avant l'heure d'être reconnue comme une *grande personne*, incertaine chez la personne diminuée (…)
>
> « Or il est une autre acception tout aussi irrécusable de la personne : *personne de droit*, unité vécue du sujet vivace en nous et de ses prérogatives attitrées par l'égard d'autrui, la disposition juridique, le statut civique, la règle morale. Personne en un sens tout autant idéal que matériel, susceptible d'être en quelque mesure détachée du corps périssable mais consubstantielle à ce nous-même qui pourra, peut,

* Ia, Q. 76, corpus 1.

** Q. 76, art. 2, ad 2m : « Sic igitur dicendum est quod anima intellectiva creatur a Deo in fine generationis humanæ, quæ simul est sensitiva et nutritiva, *corruptis formis præxistentibus*. » (voir aussi la Q. 118, art. 2, ad 2m, § 4 2°).

pourrait, a pu dire *je* et plus largement encore à cet ordre institué de la personne qui passe infiniment chaque individu singulier. Réalité qui relève au demeurant moins de l'être que du rapport car s'il est une personne, c'est nécessairement qu'il y en a une autre pour la reconnaître telle et s'affirmer elle-même comme personne dans cette reconnaissance. Plutôt que le moi ne fait la personne, c'est ici la personne qui me fait moi-même. (8) * »

Ce rapprochement est d'un grand intérêt. Il montre comment des penseurs, affrontés à la même réalité humaine, forgent pour l'exprimer des concepts et un vocabulaire assez semblables.

La différence tient en ce que le texte du CCNE entend garder une tension dialectique entre les deux conceptions de la personne qu'il vient de dégager. Il se refuse tant à la chosification de la personne qu'à l'abstraction idéologique.

Mais cette volonté d'unité entre ce que ce texte appelle quelque part les « deux visages » de la personne tient-elle vraiment devant le cas limite que représente l'EVC ? Que se passe-t-il, en effet, lorsque la *personne de fait* est si affaiblie, si diminuée qu'on en vient à douter qu'elle soit encore là ? Parler, en effet, *de personne de droit,* là où peut-être je ne suis pas ou plus *personne de fait,* c'est reconnaître implicitement que le statut qui sera le mien dépendra de ce que le regard de l'autre (individu, communauté ou société) voudra bien m'accorder.

Lorsque le CCNE estime que des êtres *en état de plus grande fragilité ont d'autant plus droit au respect* il n'est pas trop difficile de déceler l'échelle de valeurs à laquelle il se réfère, la tradition dont il relève. Lorsqu'un philosophe comme Engelhardt revendique l'*autonomie de décision* d'une future mère ou de la famille d'un nouveau-né, il fait appel à d'autres références, l'autonomie des citoyens, leur liberté, la non-ingérence de la société dans la sphère du privé…

Venus d'horizons différents, les membres du CCNE qui ont rédigé ce Rapport ont pu réaliser un consensus. Ont-ils suffisamment fondé leur affirmation au sujet des patients en EVC ? Les débats au sujet de ceux-ci nous invitent, pensons-nous, à pousser plus loin la réflexion anthropologique et éthique.

Le corps humain est tridimensionnel, à savoir physique, psychique, symbolique, nous dit J.-F. Malherbe (1)**, nous faisant ainsi sortir de la dualité à laquelle n'échappe ni Engelhardt ni le CCNE.

Nous proposons de faire place à deux autres dimensions. Et d'abord la dimension *temporelle*, qui ne fait pas nombre mais, en quelque sorte, traverse les trois autres. Pour le corps physique, être dans le temps signifie commencer puis croître à partir d'un germe minuscule, ensuite décliner. Les moyens d'investigation que nous possédons désormais nous permettent de connaître mieux les commencements biologiques tout comme les développements psychologiques de l'existence humaine. Les études sur le vieillissement et le grand âge nous informent des dégradations physiques et des évolutions psychiques qui précèdent la fin. Tout ceci – avec les inévitables variables individuelles – intègre le cours d'une vie *humaine*. Faire, comme à la télévision, du

* p. 19 ; c'est nous qui soulignons.
** p. 51-64.

jeune adulte beau et sportif ou, plus sérieusement, de l'être en pleine possession de son autonomie éthique, le paradigme de l'humain, c'est ignorer cette « courbe de la vie » si souvent représentée dans les anciennes estampes. C'est méconnaître, plus profondément, cette vérité que l'homme a une vie dont les jours sont comptés (ainsi que le rappellent, dans la Bible, les récits de la mort des patriarches) et connaît inéluctablement des altérations en avançant en âge (comme a su l'évoquer poétiquement Qohélet, chap.12). Aujourd'hui nous constatons, avec étonnement et non sans trouble, que les altérations précédant la mort peuvent prendre la forme d'EVC ou d'états similaires, qu'elles peuvent atteindre des êtres jeunes, et perdurer dans le temps. Ainsi s'élargit notre connaissance de la courbe de la vie humaine. Au nom de quoi prétendrions-nous que ces débuts et cette fin soient situées hors de ses marges ?

Une autre dimension du corps humain doit être signalée aussi. Si le « corps » désigne symboliquement la *communauté*, c'est sans doute que la solidarité interhumaine s'enracine dans cette donnée qui dépasse les individus. Tous les êtres humains sont nés de la génération. Ils sont issus d'un père et d'une mère. Tous ensemble ils appartiennent à la famille humaine. Ils constituent un *nous*. La Règle d'or qu'exprime le courant humaniste et qui déborde largement les frontières de la tradition judéo-chrétienne, ne met pas face à face deux individus solitaires, radicalement étrangers l'un à l'autre. C'est parce qu'antérieurement ils font partie d'un *nous* que le *je* et le *tu* peuvent se considérer réciproquement comme *prochains*. Une certaine « identification » avec l'autre que constatent si souvent les personnels soignants et qui peut prendre, il est vrai, des formes pathologiques, exprime spontanément l'appartenance à une commune humanité. Cette dimension-là n'est pas ignorée du Rapport du CCNE, qui n'omet pas de citer la fameuse maxime de Kant enjoignant de traiter l'humanité en soi-même et en tout autre « toujours comme une fin et jamais simplement comme un moyen ». Peut-être aurait-il été bon de rappeler les substrats biologiques d'une telle communauté humaine, que suggère justement la métaphore du corps.

Mais le patient en EVC appartient-il véritablement à la communauté des vivants, n'est-il pas – en réalité – *déjà mort* ou en tout cas *si proche de la mort* que notre devoir envers lui serait de ne pas chercher à le retenir ? Tel est le second type d'interrogations anthropologiques que l'on rencontre à leur sujet.

Pour Engelhardt, les êtres en EVC ne sont pas seulement des non-personnes, ils sont morts. En effet, la définition de la mort cérébrale, impliquant la destruction de tout le cerveau (hémisphères et tronc cérébral) lui apparaît insuffisante ; les lésions graves des hémisphères cérébraux, même si persistent certaines activités du tronc cérébral, entraînent la fin de la vie mentale. Si l'on hésite alors, ajoute-t-il, à reconnaître la mort de la personne, c'est que l'on prend en compte d'éventuelles conséquences dommageables de cette décision : ainsi le risque d'erreurs de diagnostic ou celui de détérioration des valeurs morales, dans telle société donnée. Ce dernier aspect des choses devrait être évalué avec soin. Engelhardt estime qu'avec le temps les gens comprendront que les dispositions prises pour permettre à ces êtres de trouver la mort ne sont pas dirigées contre des personnes et donc n'entraîneront pas une diminution de la protection des personnes dans la société (5) *.

D'autres soutiennent que le patient en EVC est un mourant que tout traitement médical quel qu'il soit empêche indûment de mourir.

Dans son Avis de 1989, le CCNE a réfuté la première affirmation par un faisceau d'arguments dont un, au moins, vaut pour la seconde. L'état de mort cérébrale ne peut être maintenu artificiellement que quelques jours. A l'inverse une des caractéristiques les plus frappantes de l'EVC est qu'il peut perdurer des mois et des années, hors du service de réanimation, grâce seulement à des soins simples.

Pourtant *quelques rares* êtres en EVC ne sont-ils pas assimilables à ceux qui sont reconnus en état de mort cérébrale ? Une autre contribution aborde cette très difficile question (9). On ne le fera pas ici.

Pour les autres, l'on dira qu'ils ne sont pas des mourants au sens où une maladie incurable et *inexorablement mortelle* achèverait son œuvre en eux. C'est d'ailleurs ce que reconnaît l'Académie américaine de neurologie dans sa Prise de position du 21 avril 1988 : « These patients are not terminally ill. (10) » La preuve en est que de tels patients ont survécu plusieurs années. En revanche, lorsqu'une autre maladie vient se greffer sur leur état, ils peuvent, dans certains cas, le devenir.

Ni mourants ni déjà morts les patients en EVC appartiennent à la communauté humaine. Ils ont droit à notre attention et à notre respect. Nous voici renvoyés au questionnement éthique.

LE DISCERNEMENT ÉTHIQUE

Tout ce qui vient d'être dit ne constitue pas, en effet, une réponse toute faite à la question de savoir comment se comporter à l'égard d' êtres vulnérables et dépendants, livrés en quelque sorte entre nos mains. L'interrogation proprement éthique reste ouverte. Que décider ? Que faire ?

Quelques remarques serviront de points de repère.

La notion de « respect dû à la personne humaine » ne peut être comprise que de manière analogique. Le respect dû à une vie commençante honore les promesses dont un tel commencement est porteur et fait en sorte qu'elles se réalisent ; celui témoigné à une vie déclinante devrait être lourd du souvenir des années écoulées, rendre hommage au cours d'une vie.

Mais que faire lorsque la vie naissante est porteuse de menaces et de souffrances ? Lorsque la vie finissante n'est, ou ne paraît être, susceptible d'aucun rappel du passé, d'aucune relation vivante à l'aujourd'hui ? C'est alors qu'est invitée à jouer une solidarité fondée sur une commune appartenance à la même famille humaine. Le principe du respect plus grand dû au plus démuni trouve, en effet, ici son enracinement. Un des traits de l'humanité est l'immaturité, la longue dépendance mais, du même coup, la plasticité de sa progéniture. Grâce à cette dernière se sont conjuguées, au cours des siècles, nature et culture. Ainsi les êtres humains, et notamment les femmes,

---

* p. 215

expérimentaient-ils la signification de l'attention accordée aux plus faibles. Elle était espérance d'avenir. Il n'est peut-être pas si surprenant – même si cela prend quelquefois des formes inquiétantes – que ce soient justement des mères qui se dévouent sans limites à leurs enfants en EVC…

Mais, pour avoir une signification éthique, de tels dévouements doivent faire face, au plus près, à la situation réelle. Les « besoins » d'un fœtus ne sont pas ceux d'un adulte, ni non plus ceux d'un vieillard. C'est ici qu'interviennent tout ensemble la connaissance la plus exacte possible de l'état des patients et un discernement prudentiel. C'est ici que la notion de « soins adaptés » (11) devient indispensable.

Quel type de respect appellent donc de nous les patients en état végétatif ?

Tant que l'absence de toute chance de récupération ne peut être établie avec une certitude suffisante, aucune hésitation n'est possible. Nous sommes en face de malades auxquels est dû le traitement que requiert leur état et dont il est question à plusieurs reprises dans ce volume.

C'est lorsque l'impossibilité de toute récupération peut être établie avec un degré raisonnable de certitude, que se posent les plus redoutables questions éthiques.

Deux principes semblent ici se heurter de façon contradictoire et insoluble.

D'un côté, l'on dira que l'on a affaire à un patient dont le besoin est d'être pris en charge, d'être bénéficiaire de soins. De l'autre, l'on répondra que le danger majeur est ici celui de l'excès thérapeutique.

Une manière de se tirer de cette difficulté est de *donner la parole au patient*.

Il est, dira-t-on, quelqu'un qui aspire à la mort plutôt que de perdurer en l'état, particulièrement pénible et dépourvu de toute signification, où il se trouve. S'il pouvait parler, il nous le ferait savoir (12). Peut-être, aussi bien, certains parmi ces patients ont-ils exprimé auparavant une telle volonté.

Un tel argument doit être pesé avec soin. Il est vrai que ces patients sont très diminués, que tout espoir est désormais exclu et que l'expression « qualité de vie » n'a pratiquement plus de sens pour eux. Et il est vrai aussi que, normalement, tout patient est invité à consentir au traitement qui lui est appliqué, d'où découle pour lui la liberté de le refuser.

Mais n'est-il pas paradoxal de prêter une « volonté » à qui ne vit plus au niveau de la rationalité ? Ici la seule « volonté » (au sens analogique du terme, dont usait par exemple Françoise Dolto disant à un enfant handicapé ou mal-aimé : « Tu as voulu vivre ! ») est celle exprimée par le corps qui – justement – se maintient en vie.

De plus, le principe même d'un « testament », où quelqu'un en bonne santé déciderait de son destin pour le cas où il ne pourrait plus s'exprimer, est discutable. Il n'est pas reconnu par la législation française et l'on en comprend les raisons. En filigrane des « testaments de vie » (tels ceux, par exemple, que propage l'Association pour le droit de mourir dans la dignité) se profilent une grande angoisse devant l'activisme thérapeutique – dont on imagine d'avance les souffrances et les dégradations qu'il pourrait causer au patient – et un manque de confiance envers les médecins. A un dialogue supposé par avance impossible, l'on préfère opposer une « Déclaration de volonté de mourir dans la dignité » qui juxtapose un refus du maintien en réanimation, une demande du soulagement de la douleur, une cessation des traitements actifs lorsque ceux-ci n'ont plus d'effet, et – enfin – une demande d'euthanasie, si la mort ne vient pas d'elle-même. Mais qui ne voit le paradoxe d'une pareille demande ? Elle ne saurait dédouaner les praticiens de leur responsabilité. Bien plus elle fait inévitablement appel au discernement médical pour apprécier que le patient est bien dans la situation qu'il a prévue dans son « testament ». Or cette appréciation – en l'occurrence – n'est pas d'abord médicale. Elle porte sur la « dignité » de cette vie ! Qui autoriserait l'équipe soignante à la porter ?

S'agissant de malades en EVC, et en l'absence d'un « testament », la tentation sera grande de faire intervenir la famille, les tuteurs ou les curateurs, de leur demander de dire que tel patient « refuse » de vivre ? Leur rôle est de *protéger* l'incapable, notamment ses biens, éventuellement sa personne elle-même. Est-il de traduire une « volonté » de mort qui serait celle du patient en EVC ? Nous hésiterions beaucoup à répondre par l'affirmative.

A ces arguments il convient d'en ajouter un autre, d'ordre éthique. Statuer que tous les malades en EVC (ou ceux, parmi eux, qui auraient signé un « testament » en ce sens) désirent la mort entraînerait des conséquences pratiques, à savoir décider de les laisser rapidement mourir (en les privant de tout traitement médical, y compris de toute nutrition artificielle, assimilée à un tel traitement) ou même de leur procurer activement la mort. Cette dernière hypothèse, en effet, est explicitement faite par Engelhardt (5) *.

Quoiqu'en dise cet auteur nous pensons que, systématisés, de tels comportements auraient des répercussions graves sur les soignants, les familles et au-delà sur la société tout entière.

Dans notre pays, une certaine confusion règne, en effet, au sujet de l'euthanasie. D'un côté l'on désigne abusivement par ce terme le soulagement des douleurs et/ou le refus de l'activisme thérapeutique, de l'autre se banalisent des pratiques, notamment la pose de « cocktails » d'antalgiques et de psychotropes, qui, si elles ne sont pas toujours à proprement parler des gestes d'euthanasie active, s'en rapprochent quelquefois dangereusement. Il en résulte, d'une part, des timidités inacceptables et des culpabilisations inutiles dans le soulagement des douleurs et la juste mesure à garder dans les traitements actifs, de l'autre des accoutumances au fait de maîtriser, d'une certaine façon, la mort de l'autre… Il nous faut donc être attentifs à ne pas favoriser encore une telle confusion.

Si , alors que le patient en EVC est devenu définitivement muet, personne ne peut s'autoriser à dire à ses lieu et place qu'il désire mourir, il reste qu'il est un patient très démuni, totalement dépendant, dont la survie est dans les mains de ceux qui l'entourent.

Nous voici renvoyés à nos *responsabilités,* à des décisions dont nous ne pouvons nous exonérer en faisant appel à la situation du patient ou à son prétendu désir.

C'est au nom d'une solidarité familiale, peut-être, d'une solidarité sociale, sûrement, que sa prise en charge sera faite. Nous pensons qu'elle implique d'éviter toute agression inutile et de donner les soins de soutien de la vie, lesquels incluent la

* p. 215

nutrition et l'hydration. Même artificielles, ces dernières ont, en effet, une portée symbolique, peut-être plus sensible, après tout, dans les pays latins que dans les pays anglo-saxons *.

Quel effet produirait sur les familles et les professionnels de santé le fait d'abandonner à lui-même un être qui est comme le paradigme de la dépendance ? La cohésion interhumaine s'en trouverait probablement perturbée **.

Cependant, si une telle solidarité a ses exigences, elle a aussi ses limites. La réflexion éthique serait irresponsable si elle assignait à certains des tâches qu'ils ne pourraient porter. La formation et le soutien des équipes soignantes, l'accompagnement des familles, la préoccupation de leur « qualité de vie » à elles aussi, l'aménagement ou la création de structures d'accueil sont des corollaires indispensables à l'impératif du respect dû aux patients en EVC. A ces aspects psychologiques, sociaux et éthiques, il faut ajouter le point de vue économique. Prendre en charge les patients en EVC implique un coût humain, social, pécuniaire. Ce coût, les personnes plus directement concernées, les structures d'accueil, la société tout entière devront l'évaluer et le comparer à celui d'autres obligations qui sont également les leurs. Si douloureux que soit cet aspect des choses, il existe. De fait la société, dont les ressources ne sont pas sans limites, fait des choix. Il est souhaitable qu'elle les fasse en connaissance de cause plutôt qu'au hasard de prises de position sans cohérence.

Curieusement, à écouter les personnels de santé, on a l'impression qu'en France, s'agissant des patients en EVC, il se heurtent moins à la demande d'en finir qu'à des exigences excessives des familles, et notamment des mères. La solidarité interhumaine ne peut aller jusqu'à encourager, ou à subir passivement, des attitudes, à la frontière du morbide, qui se refusent à reconnaître chez un proche la survenue de l'inéluctable et l'avancée de la mort. Il est possible que ce refus s'enracine dans une information insuffisante, dans une carence de l'aide au travail de deuil. Quoiqu'il en soit la médecine n'est pas toute puissante. Dans certaines situations elle doit accepter de faire savoir qu'elle ne peut plus grand chose et qu'il serait déraisonnable de lui demander plus. Elle n'est pas déchargée pour autant de son devoir d'écoute et de soutien envers des familles qui vivent une épreuve particulièrement pénible. Certains médecins, certaines infirmières (et les contributions de ce volume en témoignent) s'efforcent de trouver alors l'attitude juste…

Le courant des « soins palliatifs » soulève en France, depuis quelque temps, un grand intérêt. Des formations pour personnels de santé et bénévoles se mettent en place. Elles contribuent à développer une attention plus grande aux patients et à leurs

---

* Est-ce si sûr, cependant ? Le Comité de bioéthique de Notre-Dame de la Merci estime important « de tenir compte aussi de la dimension symbolique du geste de donner ou d'arrêter de nourrir » (11, « Note sur l'alimentation et l'hydratation », annexe 3 ; p. 41-45).

** Dans le même sens, le texte qui vient d'être cité (11) explique : « ce geste a une répercussion profonde dans l'imaginaire des proches et des intervenants. Il peut conditionner l'image de la mort que chacun se fera, de même que sa vision de la médecine. (p. 45) »

familles, une meilleure connaissance de l'épreuve que représente toute maladie grave, une perception nouvelle du deuil et des dangers qu'il représente lorsqu'il est mal assumé. Ces prises de conscience, ces nouvelles aptitudes acquises devraient rejaillir sur notre manière d'aborder les patients en EVC et leurs familles...

BIBLIOGRAPHIE

1. Malherbe J.-F., *Pour une éthique de la médecine*, Larousse, «Essais en liberté», Paris, 1987.
2. Cara M., Penser ou ne pas penser, voilà la question, *Agressologie* 1986, *27* (11), 917-919.
3. Milhaud A., Sur l'avis du Comité national d'éthique, *Agressologie* 1986, *27* (11), 959-963.
4. Caillavet H., Esquisse d'une proposition législative : le testament de vie, *Agressologie* 1986, *27* (11), 965-966.
5. Engelhardt H.T. Jr,*The Foundations of Bioethics*, Oxford University Press, New York-Oxford,1986.
6. Thomas d'Aquin, *Somme théologique*, Ia Pars, Q. 76 et Q. 118.
7. Comité consultatif national d'éthique (CCNE), Avis sur les expérimentations sur les malades en état végétatif chronique, *in* : CCNE,*Ethique et recherche biomédicale ; Rapport 1986*, La Documentation française, Paris, 1987, 27-28.
8. Comité consultatif national d'éthique (CCNE), Recherche biomédicale et respect de la personne humaine,*Echanges* 1989, n° 229, 9-35.
9. Verspieren P., Un terme à la recherche d'une signification, *Contribution au présent ouvrage*, 31-42
10. American Academy of Neurology, Position on Certain Aspects of the Care and Management of the Persistent Vegetative State Patient (I. § C.), *Neurology* 1989, *39*, 125-126.
11. Comité de bioéthique du Centre hospitalier Notre-Dame de la Merci, Montréal, Québec, Canada, *Soins adaptés*, Collection Notre-Dame de la Merci ; Bioéthique, Centre hospitalier Notre-Dame de la Merci, Montréal, 1988.
12. Orentlicher D., L'affaire Cruzan contre le directeur de la Santé du Missouri : un problème éthique et légal, *JAMA* (éd. fr.) 1990, *15*, 283-287.

Quelles décisions prendre ?

Patrick Verspieren

On ne peut guère imaginer une situation humaine marquée par une plus grande dépendance et une plus grande incommunicabilité que celle qui est représentée par les états végétatifs chroniques (EVC). De nombreuses vies sont sauvées grâce au développement des techniques de réanimation, mais des êtres humains ne sont ainsi arrachés à la mort que pour survivre dans un état de privation de toute capacité d'expression, comme s'ils étaient exilés hors de la communauté des hommes (1). Que faire? Quels soins maintenir, de quels autres s'abstenir ?

Devant ces questions il est difficile de ne pas commencer par éprouver un sentiment de grande perplexité. Depuis plusieurs siècles, et plus spécialement depuis une vingtaine d'années, des théologiens, des moralistes et des juristes en dialogue avec des professionnels de la santé étaient parvenus à énoncer des principes généraux et des règles concrètes destinés à guider les décisions médicales. Ces repères juridiques et éthiques gardent-ils une réelle pertinence quand il s'agit d'une situation aussi extrême que celle qui fait l'objet de cet ouvrage ?

Ce défi posé à la réflexion éthique a suscité de nombreux débats et inspiré de multiples publications (2). Nous commencerons par soumettre à une analyse critique les arguments le plus souvent mis en avant dans la littérature, puis nous proposerons un déplacement de la manière d'envisager le raisonnement éthique.

DES REPÈRES ÉTHIQUES TRADITIONNELS

Quelles décisions prendre ? Pour un patient déterminé, placé dans la situation ici considérée d'EVC, est-on tenu de mettre en œuvre tel soin, peut-on récuser tel autre ? Cette question invite à chercher une ligne de démarcation entre les différents soins, fondée sur la nature de ces actes. On rencontre cependant une autre manière de raisonner, accordant une importance majeure à la volonté du patient.

S'en remettre à la décision du patient

Cette voie a été suivie par des tribunaux américains qui ont choisi de se référer au « principe d'autonomie » (3, 4, 5), au droit de tout malade d'accepter ou de refuser des traitements médicaux. Ce droit est reconnu dans toutes les sociétés occidentales. Pour l'étendre aux patients devenus incapables de s'exprimer, certains Etats, en Amérique du Nord notamment, ont décidé de prendre en considération les déclarations faites par ces personnes du temps où elles jouissaient de toutes leurs facultés.

Cette problématique est bien illustrée par deux cas qui ont fait l'objet de nombreux commentaires aux Etats-Unis. Le 11 septembre 1986, la cour suprême du Massachusetts autorisait les médecins à cesser de nourrir artificiellement Paul E. Brophy, un homme de 49 ans, entré en état végétatif à la suite d'une rupture d'anévrisme survenue le 22 mars 1983. Au terme de huit jours sans nutrition, le patient décédait de pneumonie (6, 7, 8).

Deux mois avant que Paul Brophy soit victime d'hémorragie cérébrale, une jeune femme de 25 ans, Nancy Cruzan, était grièvement blessée dans un accident de voiture sur une route de campagne. Les secours tardèrent ; des manœuvres de réanimation permirent la restauration d'une activité cardiaque et respiratoire, mais la blessée ne retrouva jamais la moindre capacité d'expression. La cour suprême du Missouri rejeta la demande d'arrêt de la nutrition artificielle formulée par la famille. Début 1990, N. Cruzan était encore vivante ; son cas avait été soumis à la cour suprême des Etats-Unis qui n'avait pas encore statué (3, 5, 9, 10).

Pourquoi cette différence des jugements dans deux cas semblables ? Quand ils sont saisis, les tribunaux américains, dans leur ensemble, hésitent à autoriser l'arrêt de la nutrition artificielle. En cas d'EVC, un tel mode de soins ne leur paraît pas indûment invasif (6), et ils s'estiment en devoir de « protéger la vie humaine » (9). Certains d'entre eux donnent la priorité au « principe d'autonomie », mais seulement dans les où on peut apporter « une preuve claire et convaincante que le patient ne voulait pas que certaines procédures (dc soin) soient employées dans des circonstances spécifiées (par lui) » (10).

Or, par son métier – il était pompier – Paul Brophy avait été mis en relation avec de grands blessés et leur avait rendu visite à l'hôpital ; il avait alors très nettement exprimé son refus de survivre dans certaines conditions. Nancy Cruzan ne semble pas avoir été confrontée directement à de telles situations ni s'être exprimée formellement à propos de la nutrition artificielle (5).

La comparaison de ces deux cas fait apparaître certaines faiblesses de la problématique éthique et juridique centrée sur « la volonté du patient en EVC ». Cette problématique conduit en effet à se comporter différemment envers des patients placés dans des situations analogues, et même à se référer à des principes tout autres, en fonction de déclarations liées aux aléas de l'histoire personnelle. Il en irait autrement si toute la population était invitée à formuler à l'avance des directives précises, applicables en cas d'accident ou de perte de lucidité. Mais on perçoit facilement le risque inhérent à une telle démarche : que chacun devienne prisonnier de décisions prises alors qu'il était en bonne santé et mû, peut-être, par les craintes inspirées par la technologie médicale ou même seulement par un simple refus d'envisager pour soi-même un avenir marqué par la maladie.

Il ne s'agissait, dans les débats juridiques évoqués ci-dessus, que d'accorder de la valeur à des déclarations *antérieures* de sujets tombés en EVC. Mais le souci de magnifier la liberté individuelle et de lui accorder aussi souvent que possible la prééminence, a inspiré des prises de position éthiques surprenantes. Ainsi celle-ci, rédigée après qu'un premier jugement eut interdit d'interrompre la nutrition artificielle de Paul Brophy : « La valeur de la vie est amoindrie non par une décision de refus de traitement, mais par le fait qu'on ne reconnaît pas à un être humain maître de lui-même le droit d'opérer un choix. Les gens ont des droits, non les technologies. (6) » De même, à propos de l'autre cas cité : « Mme Cruzan a besoin, et mérite, qu'on lui prête attention et que l'on s'intéresse à son cas. En tant que Société, la meilleure façon que nous ayons de servir ses intérêts est de respecter sa volonté. (3) » Les auteurs, certes, n'oubliaient pas que ces personnes étaient en état végétatif. Mais leur manière de s'exprimer montre qu'ils leur prêtaient une volonté actuelle bien arrêtée !

Les « moyens extraordinaires »

Si, comme c'est le cas en France, on récuse cette problématique éthique centrée sur « la volonté » d'un sujet devenu incapable de s'exprimer, la responsabilité des décisions repose entièrement sur ceux qui ont la charge de veiller sur lui. Il est unanimement admis aujourd'hui que, dans des cas tels que les EVC, il serait déraisonnable et inhumain de chercher à prolonger la vie par tous les moyens existants. Il faut donc s'abstenir de certains d'entre eux, d'autres doivent être maintenus. Quel critère adopter pour opérer un tel partage ?

L'étude de la littérature montre qu'on se réfère fréquemment aujourd'hui au concept de *disproportion* entre les *bénéfices* attendus d'un soin pour le malade et les *charges* que celui-ci aurait à supporter du fait de la mise en œuvre de ce soin (4, 7, 11, 12, 13, 14). Ce langage est couramment tenu dans certains pays, moins en d'autres. Pour en saisir le sens, il importe de percevoir comment il est apparu.

Dès le XVIe siècle, des moralistes avaient proposé une distinction qui, jusqu'à la veille de la révolution thérapeutique qui a bouleversé l'exercice de la médecine peu après la Seconde Guerre mondiale, s'est révélée judicieuse et éclairante. Voici comme s'exprimait à la fin de cette période un théologien catholique américain, G. Kelly :

« A propos des moyens de préserver la vie et de prévenir ou de traiter les maladies, les moralistes distinguent communément entre les moyens " ordinaires " et les moyens " extraordinaires " (...). Par " ordinaires ", ils désignent ce qui peut être obtenu et utilisé sans grande difficulté. Par " extraordinaire ", tout ce qui implique une difficulté excessive, du fait de la douleur physique (infligée), de la répugnance (du sujet), des frais (à supporter) ou d'autres raisons. (15) »

Au XVIIIe siècle, on estimait ainsi généralement qu'un malade était pleinement en droit de refuser l'amputation d'une jambe (16). La douleur subie pendant et après l'opération, en l'absence de médications anesthésiques et antalgiques, et les risques liés à tout acte chirurgical du fait de la méconnaissance des règles d'asepsie, faisaient en effet de l'amputation une épreuve très lourde. Il n'en va plus de même de nos jours pour une simple amputation ; mais des médecins s'abstiennent aujourd'hui encore de proposer certains traitements pour des raisons analogues.

En 1973 l'Association médicale américaine (AMA) acceptait officiellement le concept de « moyens extraordinaires » et conseillait son emploi, spécialement dans les cas où il y a des « signes irréfutables de l'imminence de la mort » (17).

Au même moment, cependant, de nombreux moralistes émettaient des doutes sur la pertinence d'un tel langage (18). On avait en effet tendance à classer les traitements médicaux comme ordinaires ou extraordinaires, en faisant abstraction des singularités des personnes malades, et l'on avait ainsi perdu l'esprit de la réflexion éthique antérieure. Le concept lui-même se révélait d'autre part de plus en plus inadapté à une médecine de complexité croissante. Il était donc devenu indispensable de renouveler la problématique.

Les « soins disproportionnés »

En fait l'article cité plus haut de Gerald Kelly, paru en 1950, ouvrait la voie. Cet auteur percevait déjà le caractère trop simpliste de la distinction ordinaire/extraordinaire. Il prenait donc en compte d'autres facteurs, l'utilité des traitements, « l'espoir raisonnable de succès qu'ils offrent » (15). Grâce aux avancées des connaissances médicales, il était devenu possible d'apprécier les *bienfaits* qu'un malade pouvait espérer retirer d'un traitement, et de les comparer avec la « *charge* » qu'il aurait à porter du fait de la mise en œuvre de la thérapeutique. Du *bilan* ainsi établi, on pouvait dès lors – au moins dans certains cas – conclure que le patient bénéficierait ou non de l'acte médical envisagé. La décision éthique semblait alors s'imposer.

En 1980, l'Eglise catholique reconnaissait officiellement la légitimité de cette problématique (19). En 1983, la Commission présidentielle américaine recommandait d'abandonner la distinction ordinaire/extraordinaire et de raisonner « en termes de bénéfice et de charges proportionnés du traitement, selon qu'ils sont estimés par les patients eux-mêmes » (20). Le fait que, pour tel malade, les charges entraînées par un traitement l'emportent sur les bénéfices attendus, devenait pour bien des moralistes le critère de légitimité éthique de l'abstention de ce traitement (4, 7, 11, 12, 13, 14, 19, 20, 21, 22).

Ce critère s'est révélé particulièrement judicieux dans les décisions concernant le soin des patients « en fin de vie », atteints d'une maladie les conduisant inexorablement à la mort à plus ou moins brève échéance. Il permet de sortir d'une représentation purement médicale du soin de ces malades et de prendre en compte l'ensemble de leurs besoins physiques, psychiques, relationnels et spirituels. Il conduit à récuser non seulement des traitements, mais aussi des actes de soin qui apparaissent disproportionnés du fait qu'ils laissent espérer des bénéfices limités et qu'en outre ils représentent un obstacle à la satisfaction de besoins du malade jugés prioritaires. Ce critère est notamment devenu la règle, explicite ou implicite, des services de soins palliatifs (21, 22).

L'Association médicale américaine ne faisait donc qu'exprimer l'avis de nombreux médecins et moralistes lorsque, dans une déclaration rendue publique en 1986, elle affirmait : « Lorsqu'il traite un malade en phase terminale (...), le médecin devrait déterminer si les bénéfices du traitement l'emportent sur ses charges. (13) » Pour l'AMA, cette règle vaut pour l'emploi de procédés artificiels de nutrition et d'alimentation ; sur ce point également un consensus éthique commence à être obtenu à l'échelle internationale, en raison du rayonnement des diverses institutions de soins palliatifs.

Est-on cependant en droit de tenir la même position en ce qui concerne les personnes en EVC ? Vis-à-vis de ces patients le concept même de proportion charges/bénéfices est-il pertinent ?

Deux déclarations américaines

Aux questions posées ci-dessus, la déclaration de 1986 de l'AMA donne une réponse affirmative. Elle étend aux patients en « coma irréversible » les règles proposées pour ceux dont la mort est inéluctable et imminente (« terminally ill patient whose death is imminent »). Elle affirme même que, vis-à-vis des premiers, « il n'est pas contraire à l'éthique de cesser d'employer tous les moyens de traitement médical prolongeant la vie » (y compris la nutrition et l'hydratation assurées artificiellement) (13). Cela mérite d'être soumis à un examen attentif.

Que vis-à-vis des patients dont la mort est inéluctable à brève échéance, on se soucie prioritairement de leur confort, plus généralement de la satisfaction de leurs multiples besoins, et qu'on fasse passer au second plan la prolongation de la vie, cela ne soulève aucune objection éthique. Une telle règle peut être référée au concept de « soins proportionnés » qui s'avère ici pleinement pertinent. De plus elle est mise en œuvre depuis plus de vingt ans dans les Hospices anglais, dont l'expérience, suffisamment prolongée, a pu être soumise à la critique, et a obtenu une approbation quasi unanime ; il n'y a pas lieu de revenir en arrière.

Une règle concrète ne vaut cependant qu'à l'intérieur d'un champ déterminé, ou pour des personnes placées dans une situation précisée à l'avance. Toute extension à d'autres situations doit être justifiée.

Or les patients en EVC ne sont pas tous sous la menace irrémédiable d'une mort prochaine. Certains d'entre eux peuvent même vivre longtemps s'ils reçoivent des soins adéquats – et c'est d'ailleurs cela qui crée parfois de véritables drames. Leur appliquer des règles reconnues acceptables envers des « mourants » ne va aucunement de soi. Or la déclaration de l'AMA ne donne *aucune justification d'une telle extension*.

Examinons maintenant la position de l'Académie américaine de neurologie, adoptée le 21 avril 1988 (23). Elle apporte son soutien à la recommandation de l'AMA, et compare, elle aussi, les patients en « état végétatif persistant » et les « mourants » (« dying patients »). Mais, en lisant attentivement le texte, on ne parvient pas toujours à discerner à laquelle de ces deux catégories de patients s'appliquent les directives formulées. Le texte laisse entendre que les mêmes règles peuvent être suivies indifféremment dans l'un et l'autre cas.

Or il est en même temps précisé que les patients en « état végétatif persistant » (EVP) ne sont pas nécessairement en fin de vie (« those patients are not terminally ill »). Apparemment le texte est donc marqué par une contradiction interne.

En fait on trouve dans cette déclaration deux arguments principaux. D'une part, chez les patients en EVP, « la capacité de mâcher et d'avaler de manière normale est perdue parce que ces fonctions sont volontaires, requérant des hémisphères cérébraux intacts ». « Tout appareil de nutrition artificielle sert à apporter un soutien ou un substitut à des fonctions corporelles normales compromises du fait de la maladie du patient. » Et à cela on ne serait pas tenu ; cette problématique est d'ailleurs suivie par un certain nombre d'auteurs (6, 7, 22, 24).

D'autre part, « tout traitement médical, y compris l'apport médical de nutriments et d'hydratation, n'apporte aucun bénéfice aux patients en EVP, dès que le diagnostic a été établi avec un haut degré de certitude médicale » (23).

Nous reviendrons ultérieurement sur le premier argument. Considérons pour le moment uniquement le second : « L'apport artificiel de nutriments n'apporte aucun bénéfice au patient. » Or, dans la plupart des cas, ces nutriments sont assimilés par l'organisme et *remplissent donc leur rôle* de contribution au maintien de la vie. Comment récuser « tout bénéfice » ? Le raisonnement est implicitement celui-ci : la nutrition artificielle permet de prolonger la vie. Or le patient ne tirerait aucun bénéfice de cette prolongation de la vie, puisqu'on le juge totalement inconscient. La nutrition est donc sans bénéfice aucun pour le patient.

En fait on abandonne ainsi sans s'en apercevoir la comparaison des bienfaits et des inconvénients d'un traitement pour entrer dans une tout autre problématique, celle de la valeur, pour le patient, *du fait même de vivre*. Si l'on récuse tout geste contribuant à maintenir la vie, c'est parce qu'on affirme que *la vie elle-même* n'est plus d'aucun bénéfice pour le patient. Le recours à l'édifice conceptuel bâti autour des notions de charges et de bénéfices d'un traitement ne fait que *voiler l'entrée dans une problématique toute différente : celle des jugements de valeur sur la vie de certains malades*.

Il serait plus sage de reconnaître l'inadéquation, dans la situation-limite que représente l'EVC, des concepts de charges et de bénéfices. Comment en effet appliquer de tels critères à des patients qui ne peuvent exprimer ni leurs besoins ni leurs désirs, et dont on ne peut rien dire de certain à propos d'une éventuelle souffrance ? Il est en tout cas essentiel de se garder de se référer apparemment à une tradition pour cacher l'introduction d'arguments nouveaux. Dans la déclaration de l'Académie américaine de neurologie, comme dans bien d'autres textes récents (22, 24, 25, 26), le raisonnement est en fait implicitement centré sur les notions de « qualité » ou de « valeur » de la vie. Est-il acceptable de s'engager sur cette voie ? Voilà ce qu'il importe d'examiner ouvertement.

POSER AUTREMENT LA QUESTION

La qualité de la vie des patients en EVC

Dès 1978, un théologien et moraliste américain, Richard McCormick, était parvenu aux mêmes conclusions que celles qui viennent d'être exprimées ci-dessus. A cette époque la terminologie éthique employée aux Etats-Unis faisait encore une grande place à la distinction entre les « moyens ordinaires » et les « moyens extraordinaires ». R. McCormick notait avec justesse : « Si les décisions médicales reposent souvent sur le critère de la qualité de la vie, alors le plus grand danger est de camoufler ce fait sous le langage ordinaire/extraordinaire. (18) » Il commentait également avec beaucoup de perspicacité les auteurs de cette époque et faisait apparaître que tous les moralistes prenaient en compte la qualité de la vie, mais de façon implicite et déguisée. Il proposait donc de le faire explicitement. Examinons sa manière de raisonner.

Quel est le sens de l'agir médical ? Pourquoi nous jugeons-nous tenus de maintenir ou de prolonger la vie d'un malade ? « Il est clair, notait R. McCormick, que la vie précède toute expérience humaine, toute réponse, toute réalisation. En ce sens la vie est une condition de toutes les autres valeurs et expériences (...). Lorsque, en raison de l'état du malade, aucune expérience ou relation avec autrui n'est plus possible, cette vie a épuisé son potentiel. (18) » Et l'auteur d'affirmer : « La vie est un bien à sauvegarder pour autant qu'y demeure quelque potentialité d'expérience humaine ». On peut en tirer une conclusion implicite, nettement exprimée dans d'autres articles du même auteur : lorsque tout potentiel de relations humaines a disparu, alors la vie d'autrui ne présente plus à nos soins de requête de son maintien (27).

Cette conclusion se heurte à deux sortes de difficultés. La première concerne l'interprétation des données médicales. Est-il possible d'affirmer d'un être vivant qu'il a perdu définitivement « toute potentialité d'expérience humaine » ? Pour R. McCormick ne demeurent, en cas d'« état végétatif persistant », que des processus biologiques, une vie purement végétative. Or les premières contributions de cet ouvrage (28, 29) ont montré que les connaissances médicales actuelles ne permettent pas de poser une telle affirmation avec un degré suffisant de certitude.

D'autre part, l'auteur perçoit bien l'existence d'une éventuelle objection. Il écrit : « Toute personne est d'égale valeur ; mais non pas toute vie. (18) » Il veut se garder de recommander une quelconque discrimination entre les personnes. Aussi distingue-t-il « les vies humaines » et la pure « continuation des processus vitaux » (18). Mais y aurait-il ainsi des personnes dont la vie ne serait pas humaine ? Cela n'est pas soutenable. Pour échapper à la contradiction, il faudrait affirmer soit que les patients en EVC sont morts, soit qu'on n'a plus à les considérer comme des personnes. Ce qui tombe sous les critiques développées dans deux contributions de cet ouvrage (29, 30).

La réflexion menée par le groupe de recherche du Centre Sèvres conduit donc à ne pas accepter comme pertinent pour les décisions à prendre envers les patients en EVC, le principe proposé par R. McCormick. En fait celui-ci a étendu aux malades en EVC, sans examen critique suffisant, des conclusions, d'ailleurs imparfaitement formulées, concernant la réanimation néo-natale (27, 31). De plus, comme nous le montrerons, sa problématique se révèle très individualiste, comme c'est le cas chez beaucoup d'auteurs américains. Nous avons cependant tenu à en rendre compte, car elle représente une des seules réflexions théoriques développées jusqu'à présent qui, tout en affirmant l'appartenance à l'humanité des patients en EVC, aient tenté d'apporter un fondement philosophique à la décision de s'abstenir envers eux de « tout soin de maintien de la vie ».

Relier le patient à son entourage

R. McCormick a cependant, malgré les critiques que nous avons formulées, pleinement raison d'affirmer que, dans les décisions concernant les soins, on ne peut pas ne pas tenir compte de la « qualité de vie » des patients. La question est de savoir comment faire intervenir ce concept dont le maniement se révèle toujours délicat et conduit, si l'on n'y prend garde, à des attitudes discriminatoires.

La « qualité de vie » des patients en EVC est évidemment bien pauvre. Il n'est même guère possible d'imaginer des vies humaines marquées par de plus radicales diminutions. De telles existences ont-elles encore une valeur ? Ont-elles un sens ?

Ces interrogations, nous nous les posons parfois vis-à-vis d'autres malades, atteints de pertes un peu moins graves. Mais nous continuons à les soigner, à les maintenir en vie, à les entourer (5). Ils gardent leur place dans une famille qui leur témoigne respect et amour, ou du moins sont l'objet de l'attention des équipes de professionnels qui prennent soin d'eux. Une telle profusion d'efforts paraîtrait bien excessive si l'on s'en tenait aux seuls critères de l'utilité sociale. Mais les sociétés occidentales n'en nient pas le sens. Au contraire elles y voient l'expression du maintien en elles de la valeur d'humanité, manifestée par cette attention portée à leurs membres les plus démunis (32). Le respect de cette valeur fait l'honneur des professions de santé.

Ces gestes de soin, totalement désintéressés, n'en sont pas moins habités par une requête implicite de réciprocité : à savoir que celui qui bénéficie de tant d'efforts puisse percevoir, fût-ce fugitivement et confusément, l'attachement qui lui est ainsi témoigné. Un des signes en est l'importance accordée au sourire ébauché ou à l'éclat de lucidité qui transfigure parfois, à la fin de leur vie, le regard de certains malades atteints des formes les plus graves de démence (33). Une telle attente n'est pas toujours satisfaite ; mais elle demeure présente en tout soignant et en tout proche parent qui cherche à rester présent auprès d'un malade.

R. McCormick reconnaît la légitimité d'une telle requête lorsqu'il accorde une importance majeure, chez le patient, au potentiel de relations humaines. Mais, paradoxalement, tout en insistant sur l'aspect relationnel, il ne désigne jamais les partenaires de cette relation. Les remarques qui précèdent invitent au contraire à *replacer explicitement le patient au centre de sa famille et de l'équipe qui lui prodigue des soins, et à s'interroger sur le sens de l'action de tous ces acteurs.*

La question posée plus haut est ainsi déplacée. Elle ne consiste plus à parler *au nom d'un malad*e réduit au silence, mais à s'interroger sur la situation dans laquelle sont *placés ensemble* ce malade, sa famille et ses soignants supposés animés d'un véritable esprit d'humanité. Cela conduit à s'interroger non pas sur le sens de la vie des patients en EVC, question à laquelle personne n'a de réponse, mais sur le *sens de l'action* engagée par les soignants et la famille.

Ce déplacement de la problématique ne sera pas accepté par tous. Certains, ne voulant considérer que le seul individu malade et la pauvreté de l'existence à laquelle il est réduit, récuseront l'optique ici proposée. Celle-ci est cependant au cœur même de l'éthique médicale, elle-même expression du patrimoine de valeurs qui fait la richesse des sociétés européennes. C'est elle que nous mettrons en œuvre dans la suite de notre réflexion.

PRENDRE SOIN DES PLUS DÉMUNIS

Le travail de recherche mené pendant plus de deux ans au sujet des décisions à prendre envers les patients en EVC et les multiples rencontres dont il a été l'occasion ont permis de vérifier que la plupart des professionnels de la santé, en Europe occidentale, portent en eux une exigence qui leur paraît irrécusable. Ils se reconnaissent investis d'une mission : prendre soin des malades qui leur sont confiés, quels que soient leur état, les traumatismes ou les diminutions dont ils sont affligés. Cela n'exige pas, à leurs yeux, d'employer tous les moyens disponibles pour toujours essayer de prolonger la vie, car la mort est une réalité inéluctable que tout soignant doit accepter sous peine de tomber dans la déraison (on parlerait alors d'« acharnement thérapeutique »). Mais un impératif s'impose à eux : *aucun malade ne doit être abandonné à son sort et laissé sans « assistance » (34).*

Les professions de santé n'agissent pas ainsi de leur propre chef. Les débats sur le « pouvoir médical » ont obscurci ce fait. Nous avons parlé plus haut d'une *« mission »* (35). Elle est socialement reconnue, dans la plupart des pays occidentaux, par l'octroi d'un monopole assorti de précisions juridiques sur le rôle et les obligations de chacun. Par l'action de ses soignants, prévue et encadrée par la loi, c'est la société tout entière qui témoigne de son respect pour ses membres, même lorsqu'ils sont atteints des déficits les plus graves. Cela exclut toute discrimination pour raison de santé corporelle ou mentale. Bien ingrate est parfois une telle tâche de soins ; cela ne l'empêche pas d'avoir un sens, si on la replace ainsi dans son contexte social.

Nous n'avons évoqué que la responsabilité des soignants et non pas celle des proches du malade. Celui-ci a en effet une famille déterminée ; mais il peut être soigné par différentes équipes professionnelles. Or la charge du soin, et même seulement de la relation maintenue, est parfois trop écrasante pour certaines personnes. On doit se garder d'imposer à quiconque un rôle qui dépasserait ses ressources personnelles. Cela vaut pour les membres de la famille, mais aussi pour chaque soignant pris individuellement. C'est pour cela que nous avons évoqué la responsabilité des professions de santé, considérées comme ayant reçu solidairement une mission de la société tout entière. A charge pour celle-ci de donner les moyens nécessaires, de créer les institutions adéquates, de recruter des personnes aptes à apporter soins et soutien à tous ceux qui en ont besoin, dans la mesure de ses ressources.

Cette dernière clause, « dans la mesure de ses ressources », mérite des précisions. Chaque société ne peut qu'opérer des choix en matière sanitaire. Tout n'est pas possible. Les pays médicalement peu développés sont dans l'incapacité de consacrer des moyens importants au soin des patients en EVC. Mais cela ne représente pas une exception ; d'autres malades ne bénéficient pas non plus de traitements qui leur seraient nécessaires. L'argument du manque de ressources de certains pays ne dispense pas les pays développés de s'interroger sur les moyens qu'ils estimeront devoir être consacrés au soin de chaque catégorie de patients

NE PAS CRÉER DÉLIBÉRÉMENT DE TELLES SITUATIONS

Cette mission générale des professions de santé, exercée au nom de l'ensemble de la société, rencontre évidemment d'autres limites. D'abord celle de la volonté du patient lui-même (trop souvent oubliée dans les pays latins), dans la mesure où elle peut être recueillie. Celle de la raison et de la prudence humaine : l'expérience montre en effet que le traitement des maladies prend parfois des formes excessives qui ne sont requises ni par la valeur d'humanité ni par le souci de ne pas délaisser le patient. Mais où commence l'excès de traitements médicaux ?

La réflexion éthique menée depuis quatre siècles a permis de forger des concepts qui peuvent servir de guides dans le discernement entre ce qui doit être fait pour un malade et ce dont il vaut mieux s'abstenir. Comme nous l'avons constaté plus haut, ils manquent malheureusement de pertinence pour ce qui concerne le soin des patients en EVC. Nous avons cependant tous l'intuition qu'il faut se garder d'employer toutes les ressources de la médecine pour prolonger de telles formes d'existence.

Pourquoi ? Une indication nous est donnée par la requête contenue implicitement dans tout acte de soin, celle de la reconnaissance, même seulement confuse et fugitive, par le bénéficiaire des soins, des marques d'attention et de respect qui lui sont témoignées. Or l'affirmation de la chronicité d'un état végétatif amène l'entourage, s'il sait rester lucide, à renoncer définitivement à tout signe permettant de conclure avec quelque certitude à la possibilité d'une telle reconnaissance.

Nous avions invité à porter notre regard non sur le seul patient mais sur la situation humaine où se trouvent placés ensemble la personne en EVC et son entourage. Or cet entourage se trouve placé dans un véritable drame : il se sait tenu au nom de la valeur d'humanité à ne pas abandonner cet être réduit au plus profond silence ; et, en même temps, un profond doute demeure sur la possibilité d'une forme même infime de réciprocité. Cela jette *un doute sur le sens de l'action entreprise*, jugée pourtant requise.*

On peut proposer à des familles, et demander à des soignants qui y sont aptes, des efforts coûteux, lorsque leur sens apparaît clairement. Mais on doit également essayer autant que possible d'éviter de les mettre dans des situations éprouvantes où ils seraient affrontés à des questions sans réponse sur le sens même des soins prodigués.

Dans le prolongement de cette remarque, quel principe adopter, que l'on puisse appliquer aux décisions concernant les EVC, mais qui ait une plus grande généralité ? Sans doute celui-ci :

---

* Par le terme de « doute », nous désignons ici un état d'incertitude dans lequel se trouve placé le sujet qui agit. D'un côté il perçoit le bien-fondé de son action (par exemple : « je dois prendre soin des plus démunis »). Mais, d'un autre côté, cette action fait surgir des interrogations auxquelles *il ne trouve pas de réponse* malgré les efforts déployés (dépassement des réactions spontanées d'horreur ou de pitié, travail exercé sur soi pour se rendre apte à supporter des situations éprouvantes, dialogue approfondi avec autrui...). Le « doute » dont il est parlé ici correspond donc à beaucoup plus qu'à un mouvement immédiat de la sensibilité. Il suppose un cheminement du sujet et une maturation de la personnalité. Il permet de conclure à la présence d'une contradiction dans la réalité même. Le sujet ne peut donc « résoudre » le conflit intérieur qui l'agite ; tout au plus peut-il supporter, plus ou moins bien, la souffrance qui en résulte.

*Plus nous avons des raisons objectives de douter * du sens de certaines situations humaines, plus nous devons éviter de créer délibérément ** de telles situations.*

Un tel principe est, de fait, couramment appliqué en médecine, même s'il n'est pas toujours formulé explicitement. Il s'inscrit dans la logique de la problématique, utilisée pendant plusieurs siècles, des « moyens extraordinaires » ; les moralistes des siècles précédents auraient en effet jugé que nul n'est tenu de chercher délibérément à survivre dans une situation aussi extrême pour lui-même et pour son entourage que celle créée par un EVC ou d'autres états proches. Le principe proposé s'inscrit donc dans une longue tradition éthique.

Le niveau des traitements médicaux

Si le principe précédent est communément admis, ce que l'on peut raisonnablement espérer, voici les recommandations concrètes que l'on pourra en tirer en ce qui concerne les décisions à prendre aux différentes phases du soin. Elles correspondent, semble-t-il, à l'attitude actuellement la plus répandue dans le corps médical français :

– Pendant la phase de coma, au cours de laquelle sont mis en œuvre les soins intensifs, lorsque l'association de plusieurs arguments fait sérieusement craindre que le malade ne sorte pas de son coma autrement que par l'entrée dans un état végétatif qui se révèlera irréversible, il est sage de limiter ou d'arrêter le traitement actif.

– Si, au contraire, on ne peut faire état de telles raisons solidement argumentées, on poursuivra la réanimation. Si le patient entre dans un état végétatif, on mettra en œuvre ce qui apparaîtra possible et raisonnable dans le but de stimuler l'éveil et de permettre au malade de retrouver des possibilités de s'exprimer.

– Lorsque ces efforts se heurtent à un échec, on en viendra à reconnaître, avec les précautions énoncées dans les exposés précédents, la chronicité de cet état.

– Si survient alors une pathologie intercurrente, on se montrera très prudent dans l'emploi de thérapeutiques à but curatif, même si ces thérapeutiques demeurent simples et d'usage courant. Mettre en œuvre ces thérapeutiques consisterait à prendre la responsabilité de maintenir une vie qui, d'elle-même, irait à son terme. On porterait alors la responsabilité de la persistance d'une situation humaine alors qu'on a des raisons de douter de son sens.

---

* Au sens précisé dans la note précédente.

** Le terme « délibérément » doit lui aussi être précisé. Il exclut tous les cas où le résultat de l'action engagée ne peut être prévu avec un degré suffisant de certitude. Ainsi le chirurgien ayant entrepris une opération difficile n'a pas provoqué délibérément la mort de son patient, même si celui-ci décède ; il a seulement accepté des *risques* importants (qu'on peut espérer totalement justifiés). Par contre une conséquence est délibérément acceptée dans la mesure où le décideur agit en connaissance de cause, sachant qu'il y a une très forte probabilité que cette conséquence se produise. « Délibéré » est d'autre part à distinguer de « volontaire », encore plus d'« intentionnel ». Beaucoup de traitements médicaux ont des effets secondaires négatifs. Ils sont prévus à l'avance, acceptés « délibérément », mais non pas recherchés « intentionnellement ». Les raisons d'accepter en connaissance de cause des conséquences regrettables de ses propres actions sont multiples : la recherche d'un bien positif plus important, la conviction d'être tenu à agir ainsi pour des motifs juridiques ou éthiques... Encore faudrait-il, dans ce dernier cas, s'assurer que ces motifs sont suffisamment fondés !

Est-il possible de préciser encore cette dernière recommandation qui porte sur le niveau des traitements médicaux appliqués aux patients dont la chronicité de l'état végétatif a été dûment affirmée ? A la place de l'affirmation, courante dans la littérature mais formulée le plus souvent sans justification, « on s'abstiendra de tout traitement médical », nous avons proposé une orientation plus nuancée. Elle laisse une *plage d'indétermination* et donc une possibilité de négociation entre les différentes personnes concernées. Certaines familles seront soulagées en constatant que le médecin ne s'obstine pas à lutter contre toute maladie. Mais d'autres seront tentées d'y voir un abandon de leur malade. Il s'agira alors, pour le médecin, de regagner la confiance des proches parents, de témoigner de son respect du patient, mais aussi d'amener la famille à mieux percevoir la situation, à renoncer à tout espoir de récupération et à percevoir la totale légitimité éthique de la recommandation proposée plus haut. Etant restée proche du patient pendant la réanimation et la période qui a suivi, la famille devra être amenée à reconnaître qu'elle a rempli tous ses devoirs ; cela l'aidera à renoncer à la lutte contre la maladie qui risque d'emporter son malade. Mais le médecin sera parfois amené, par respect de la famille, à employer encore certaines thérapeutiques.

Il est évidemment très souhaitable d'éviter des conflits qui ne feraient qu'exacerber le malaise et la souffrance de tous les acteurs engagés dans ces décisions d'abstention de traitements. Deux facteurs y contribueront fortement : la confiance personnelle qu'aura su gagner le médecin (36) ; l'établissement d'un consensus éthique dans l'ensemble de la société. Tous deux dépendent en grande partie de la réponse qui sera donnée à la question la plus débattue à l'échelle internationale : doit-on maintenir la nutrition et l'hydratation artificielles ou peut-on s'en abstenir ?

LA NUTRITION ET L'HYDRATATION ARTIFICIELLES

Vu l'importance de ses enjeux concrets, cette question mérite une réflexion particulière. Elle a suscité de nombreuses publications dont un grand nombre recommandent, une fois constatée l'irréversibilité de l'état végétatif, l'arrêt de la nutrition et de l'hydratation artificielles (1, 7, 11, 13, 23, 24), au moins lorsqu'on peut se prévaloir d'un refus antérieur de la personne en EVC (3, 4, 6, 8, 9, 10, 20, 25, 26, 37). Nous avons examiné les arguments faisant appel au « principe d'autonomie » et la raison le plus souvent invoquée pour justifier le fait même de mettre un terme à l'apport de nutriments, « l'absence de bénéfice pour le patient ». A ces problématiques centrées trop unilatéralement sur l'individu, nous avons opposé une démarche plus sociale.

Avant d'examiner un dernier argument, notons que malgré leur nombre, les prises de position en faveur de l'abstention de la nutrition n'ont pas obtenu un assentiment unanime, même dans les pays où elles sont le plus couramment formulées. Dès 1983, le directeur d'un des grands centres américains de bioéthique, D. Callahan, exprimait son malaise et son inquiétude (38). Des auteurs faisaient part de leur ferme désaccord (5, 39, 40). Des enquêtes montraient la division de la société américaine (41). Les tribunaux rendaient des arrêts contradictoires. La principale revue américaine de bioéthique, le *Hastings Center Report,* constituait périodiquement un dossier sur cette question de la nutrition, manifestant ainsi sa conviction que ce thème continuait à mériter la discussion. On peut signaler, en guise d'exemple, ce passage d'un article paru dans cette revue en 1988 : « L'état végétatif persistant (EVP) demeure une énigme. Le cas de Karen Ann Quinlan concernait un patient en EVP. Plus de dix ans après, nous demeurons cependant déconcertés au sujet de la nature de l'EVP, continuant à débattre sur les principes qui devraient gouverner les décisions concernant les traitements de ces patients. (14) » Le débat est ainsi loin d'être clos, même dans le pays où il a été le plus largement développé.

Revenons à une dernière justification de l'arrêt de la nutrition artificielle qui a déjà été évoquée, sans avoir été soumise à l'examen. Les patients en EVC ne perdent pas nécessairement toute capacité de déglutition, mais une nutrition et une hydratation artificielles demeurent indispensables à leur maintien en vie. Il y a donc chez eux une perte, partielle ou totale, d'une fonction de l'organisme. La pallier, est-il affirmé par plusieurs auteurs, représente une forme de traitement médical, alors qu'il serait légitime, en cas d'EVC, de s'abstenir de tout « traitement ». A l'inverse, ne pas les nourrir consisterait à les laisser mourir d'une pathologie déjà installée (6, 7, 22, 23, 24, 42).

Que penser d'une telle manière de raisonner ? La nutrition artificielle est-elle un « traitement médical », ou seulement un acte de soin comme le fait de nourrir tout patient dépendant qui a perdu la capacité de s'alimenter lui-même ?

Ce débat, à notre avis, manque d'intérêt. Il aurait un sens si la qualification en termes de « soin » ou de « traitement » emportait à elle seule la décision, le « soin » étant jugé obligatoire, le « traitement » facultatif. Une telle règle, si elle était acceptée, enfermerait dans une opposition analogue à celle des « moyens ordinaires/extraordinaires » dont, à la suite de beaucoup d'auteurs, nous avons récusé la pertinence dans la plupart des situations complexes créées par la médecine moderne. A maintenir le débat à l'intérieur d'une telle terminologie on risquerait de tomber dans des arguties qui masqueraient les véritables objectifs et arguments des discours tenus.

De toute façon, toute règle concrète, en cas de doute, doit être référée aux principes généraux qu'elle est censée expliciter et concrétiser dans une situation donnée.

Or le parcours de réflexion opéré jusqu'à présent a permis de proposer *deux principes généraux* applicables aux situations-limites représentées par la survie de malades atteints de très graves déficits : toute société se doit, dans la mesure de ses moyens, d'accepter chacun de ses membres, quelle que soit la gravité des pertes qu'il a subies, et *se garder de l'abandonner* ; on doit, d'autre part, *éviter de créer délibérément de telles situations-limites*.

Une fois admis ces deux principes, on est conduit à formuler la question éthique de la manière suivante : envers un patient en EVC, quelle est la signification d'une abstention de nutrition et d'hydratation artificielles ? Prendre acte de la présence d'un processus de mort déjà à l'œuvre et éviter de lutter contre lui de manière à ne pas être responsable du maintien d'une existence si problématique ? Ou bien, abandonner le patient et, de ce fait, provoquer délibérément sa mort ?

On constate la diversité des réponses. Jouent certainement des éléments culturels.

En Amérique du Nord on a beaucoup plus tendance à choisir la première interprétation, en Europe occidentale, la seconde. Mais un autre facteur tient également un rôle essentiel : la proximité avec les patients eux-mêmes.

Pour la très grande majorité de ceux qui restent au contact du corps de ces personnes et qui les soignent – ce sont des professionnels de la santé mais aussi parfois des membres de la famille – la perspective de s'abstenir délibérément d'apporter les nutriments indispensables à la vie est interprétée comme une volonté de mettre fin à existence dérangeante et d'abandonner un être démuni jusqu'à ce que mort s'ensuive.

Dans cette option jouent des facteurs émotionnels : il serait dur d'attendre ainsi un décès qu'on aurait programmé soi-même. Mais, dans la position opposée, on peut discerner des éléments semblables, notamment l'horreur suscitée par les représentations que l'on se fait des EVC. Dans de nombreux écrits américains on trouve, par exemple, des traces de l'émotion suscitée par un cas qui a fait l'objet d'une ample médiatisation, celui de Karen Ann Quinlan (6, 25), et d'une réaction instinctive qu'on pourrait résumer ainsi : « Plus jamais cela ».

En tout cas, le travail de réflexion mené pendant deux ans au Centre Sèvres a conduit à ratifier l'option faite par la plupart des professionnels de la santé interrogés (43). Les EVC représentent une situation humaine déroutante, mais ce sont, habituellement, des états stables. *Chaque société est appelée, dans la mesure de ses moyens, à ne pas exclure ses membres atteints ainsi de déficits extrêmes, et à les nourrir,* de même qu'elle entretient la vie d'autres patients qui ont perdu presque totalement leur autonomie et leurs capacités relationnelles (30).

Sauvegarder la confiance

Nous plaidons par conséquent pour que soient maintenues les règles actuellement en vigueur en Europe occidentale : que l'affirmation de la chronicité, à elle seule, ne conduise pas à l'arrêt de la nutrition et de l'hydratation ; mais qu'à l'inverse on fasse preuve de prudence dans le traitement des malades intercurrentes.

Ces règles ne semblent pas pour le moment être remises en cause en Europe occidentale. Nous avons tenu cependant à rendre compte des débats qui ont cours dans d'autres pays, de façon à ce que chacun puisse apprécier les arguments et confirmer en connaissance de cause ses propres convictions. Puisse le consensus actuel être maintenu mais aussi confirmé et largement explicité. C'est indispensable à l'établissement d'une *relation de confiance* entre les familles et les institutions sanitaires. A défaut de celle-ci, des familles, s'estimant les seuls protecteurs de leur malade, en viennent à formuler des demandes de thérapeutiques qu'on peut juger excessives – et c'est l'occasion de graves conflits (36) – ou se sentent contraintes d'héberger et de soigner leur proche parent à domicile : une charge si lourde demande, pour être supportée sans graves dommages pour les personnes, des ressources humaines et spirituelles hors du commun. C'est, à notre avis, à la société et à ses institutions sanitaires de porter ce poids et de témoigner ainsi de son respect de la personne humaine jusque dans la situation-limite que représente l'état végétatif chronique.

BIBLIOGRAPHIE

1. Schneiderman L.J., Exile and PVS, *Hastings Center Report* 1990, *20* (3), 5.
2. Etienne M., Le débat éthique. Revue de la littérature, *Contribution au présent ouvrage*, 115-126.
3. Orentlicher D., L'affaire Cruzan contre le directeur de la Santé du Missouri : un problème éthique et légal, *JAMA* (éd. française) 1990, *15*, 283-287.
4. Nelson W.A., Bernat J.L., Decisions to withhold or terminate treatment, *Neurologic Clinics* 1989, *7*, 759-774.
5. Bopp J. Jr, Choosing death for Nancy Cruzan, *Hastings Center Report* 1990 , *20* (1), 42-44.
6. Annas G.J., Do feeding tubes have more rights than patients ? *Hastings Center Report* 1986, 16 (1), 26-28.
7. Paris J.J., When burdens of feeding outweigh benefits, *Hastings Center Report* 1986, *16* (1), 30-32.
8. Drinan R.F., Should Paul Brophy have been allowed to die ? *America* 1986, *155*, 324-325.
9. Angell M., Prisoners of technology. The case of Nancy Cruzan, *New Eng.J. Med.* 1990, *322*, 1226-1228.
10. Lo B., Rouse F., Dornbrand L., Family decision making on trial, *New Eng.J. Med.* 1990, *322*, 1228-1231.
11. Lynn J., Childress J.F., Must patients always be given food and water ? *Hastings Center Report* 1983, *13* (5), 17-21.
12. Paris J.J., Reardon F.E., Court responses to withholding or withdrawing artificial nutrition and fluids, *JAMA* 1985, *253*, 2243-2245.
13. American Medical Association Council on Ethical and Judicial Affairs, Withholding or withdrawing life-prolonging medical treatment, 15 mars 1986 - Communiqué par l'Association.
14. Wolf S.M., The persistent problem of PVS, *Hastings Center Report* 1988, *18* (1), 26.
15. Kelly G., The duty of using artificial means of preserving life,*Theological Studies* 1950, *11*, 203-220.
16. O'Donnell T.J., *La morale en médecine*, Mame, Paris, 1962.
17. American Medical Association House of Delegates, Proceedings, 1973 ; cité dans : Rachels J., Active and passive euthanasia, *New Eng. J. Med.* 1975, *292*, 78-80.
18. McCormick R.A., The quality of life, the sanctity of life, *Hastings Center Report* 1978, *8* (1), 30-36 ; reproduit dans : McCormick R.A., *How Brave a New World ?* Georgetown University Press, Washington, 1981.
19. Congrégation pour la Doctrine de la Foi, Déclaration sur l'euthanasie (1980), reproduit dans : Verspieren P., *Biologie, médecine et éthique*, Le Centurion, Paris, 1987.
20. President's Commission for the Study of Ethical Problems in Medicine and Biomedical and Behavioral Research, *Deciding to forego life-sustaining treatment*, U.S. Government Printing Office, Washington, 1983.
21. Verspieren P., Ethique médicale et soins palliatifs, *in* : Rapin C.H. (sous la direction de), *Fin de vie. Nouvelles perspectives pour les soins palliatifs*, Payot, Lausanne, 1989, 274-280.
22. Doucet H., *Mourir. Approches bioéthiques*, Desclée-Novalis, Paris, Ottawa, 1988.
23. American Academy of Neurology (Executive Board), Position of the American Academy of Neurology on certain aspects of the care and management of the persistent vegetative state patient, *Neurology* 1989, *39*, 125-126.
24. O'Rourke K., The AMA Statement on the tube feeding : An ethical analysis, *America* 1986, *155*, 321-323.
25. Amstrong P.W., Colen B.D., From Quinlan to Jobes : the Courts and the PVS patient, *Hastings Center Report* 1988, *18* (1), 37-40.
26. Wolf S.M., Nancy Beth Cruzan : In no voice at all, *Hastings Center Report* 1990, *20* (1), 38-41.
27. McCormick R.A., Les soins intensifs aux nouveau-nés handicapés, *Etudes* 1982, *357*, 493-502.
28. Tasseau F., Les états végétatifs, *Contribution au présent ouvrage*, 13-21.
29. Verspieren P., Un terme à la recherche d'une signification, *Contribution au présent ouvrage*, 31-42.
30. Lamau M.-L., Un enjeu éthique majeur, *Contribution au présent ouvrage*, 127-139.

31. McCormick R.A., To save or let die : the dilemma of modern medicine, *JAMA* 1974, *229*, 172-176.
32. Comité consultatif national d'éthique (CCNE), Avis sur les expérimentations sur les malades en état végétatif chronique, *in : CCNE, Ethique et recherche biomédicale. Rapport 1986,* La Documentation française, Paris, 1987, 27-28.
33. Cadart B., *En fin de vie*, Le Centurion, Paris, 1988.
34. Code pénal, art. 63 al. 2, Jurisprudence Générale Dalloz, Paris, 1985.
35. Ordre national des médecins, Code de déontologie médicale (art.2), *in* Villey R., *Déontologie médicale*, Masson, Paris, New York, 1982.
36. Léau C., Hildgen-Hémon D., Une enquête sur les attitudes familiales, *Contribution au présent ouvrage*, 91-99.
37. American Medical Association (Council on Scientific Affairs and Council on Ethical and Judicial Affairs), Persistent Vegetative State and the decision to withdraw or withhold life support, *JAMA* 1990, *263*, 426-430.
38. Callahan D., On feeding the dying, *Hastings Center Report* 1983, *13* (5) 22.
39. Derr P.G., Why food and fluids can never be denied, *Hastings Center Report* 1986, *16* (1), 28-30.
40. Brody B.A., Ethical questions raised by the Persistent Vegetative Patient, *Hastings Center Report* 1988, *18* (1), 33-37.
41. Shannon T.A., Walter J.J., The PVS patient and the forgoing/withdrawing of medical nutrition and hydration, *Theological Studies* 1988, *49*, 623-647.
42. Cranford R.E, Termination of treatment in the Persistent Vegetative State, *Seminars in Neurology* 1984, *4* (1), 36-44.
43. Hildgen-Hémon D., Léau C., Soignants et état végétatif, *Contribution au présent ouvrage*, 79-90.

Ethique et expérimentation

Patrick Verspieren

UNE VIVE CONTROVERSE

Est-il éthiquement acceptable de soumettre des patients en état végétatif à des recherches médicales ? Alors que cette question a soulevé un débat intense en France, elle semble n'avoir suscité aucun intérêt particulier dans les autres pays. Cette spécificité française est facilement explicable. Elle provient du scandale provoqué par une expérience menée en mai 1985. Un anesthésiste-réanimateur a alors utilisé un malade en état végétatif chronique (EVC) , hospitalisé dans son service, pour vérifier la possibilité de réaliser en un temps très bref une transfusion sanguine importante. Pour ce faire, après avoir pratiqué une anesthésie générale sur le patient, il lui préleva un litre de sang et le lui réinjecta immédiatement par voie osseuse (1). Cette expérience fit l'objet d'une communication scientifique dont le résumé parut dans un journal médical ; six mois plus tard, un dossier lui fut consacré dans un quotidien national (2). Le débat public était lancé.

Cette « affaire » provoque un grand émoi : un médecin utilise un patient pour une expérience qui présente des risques non négligeables, n'ayant aucun rapport avec le handicap dont il est affligé ou la maladie pour laquelle il a été hospitalisé dans un service de réanimation ! Aucun comité d'éthique n'a été consulté, la famille pas davantage. En outre le médecin apporte à son action des justifications qui remettent en cause le droit, la déontologie et le sens même de la pratique médicale : il propose de « rentabiliser » les patients en EVC, de les « utiliser » pour la recherche, en contre-partie des soins coûteux que leur état requiert. Il s'efforce de légitimer une telle exception à l'éthique médicale par des affirmations d'ordre anthropologique : les patients en EVC n'auraient plus « que l'aspect extérieur d'humains » et constitueraient donc « des intermédiaires entre l'animal et l'homme ». De telles considérations furent longuement développées un peu plus tard (1), mais étaient tenues par le médecin, à ce qu'il semble, dès le début de « l'affaire ». En tout cas le journaliste qui eut avec lui « de nombreux échanges » (1) se jugea en droit de présenter ainsi l'enjeu de ce qui avait été réalisé sur un patient : « On imagine bien évidemment sans mal à quelles extrémités pourrait conduire la généralisation d'une telle pratique qui, en définitive, ne cherche à maintenir une vie humaine que pour mieux en tirer profit et repousser ainsi les frontières du permis et du possible » (2).

Ces évènements ont profondément influencé la réflexion menée en France sur l'éthique de la recherche médicale. Le seul fait d'envisager de soumettre à une étude des patients en EVC a depuis lors soulevé de véhémentes protestations, au point que la législation votée par le parlement fin 1988 a été considérée par certains comme profondément immorale puisqu'elle n'excluait pas toute expérimentation sur ces patients * ; on y a même vu une « victoire du nihilisme » (3).

Il importe, si l'on veut parvenir à une position rationnelle et équilibrée, de soumettre de tels propos à un examen critique approfondi. Cependant, assez souvent, un scandale public témoigne de fortes convictions communément partagées par un grand nombre des membres d'une société, sans être encore pleinement explicitées. Il s'agit alors, dans la réflexion éthique, de faire apparaître au plein jour les *intuitions* qui se sont exprimées confusément à travers la véhémence des propos, sans se laisser pour autant emporter par l'*émotion*.

L'émoi suscité par les événements rappelés ci-dessus a un rapport avec des craintes diffuses et une certaine méfiance envers l'institution hospitalière : « A l'hôpital on est traité comme un cobaye », c'est-à-dire réduit partiellement à l'état d'objet d'expérimentation ; bien des Français tiennent un tel langage. Mais l'intensité des protestations provient sans doute du fait qu'en 1985 a été traité comme pur objet de recherche un être totalement dépendant, livré entre les mains de ceux qui le soignaient, incapable, de plus, d'exprimer la moindre protestation. A été, à notre avis, perçue de façon plus ou moins explicite la justesse d'un principe assez communément admis par ceux qui développent une réflexion sur l'éthique de la recherche médicale : plus une personne est *vulnérable* du fait de sa maladie, de son handicap, de sa dépendance, de ses conditions d'hébergement... plus elle a droit à une spéciale *protection* lorsqu'on envisage de la soumettre à une recherche (4, 5, 6, 7).

L'opinion publique française a également été choquée du fait qu'on a utilisé un patient en EVC pour une recherche médicale qui n'avait aucun rapport avec son handicap. Bien plus, l'expérimentateur se proposait de recommencer la même expérience sur d'autres patients en EVC. On aurait alors profité de l'apparente inconscience de ces malades pour faire progresser les techniques de transfusion sanguine dont ils n'ont aucun besoin. C'est instinctivement ressenti comme injuste ; cela enfreint le *principe d'équité* sur lequel a insisté tout particulièrement un texte majeur de la

* Un autre événement a joué un rôle très important dans la formation de ce jugement. Début 1988 une expérience comportant une phase d'asphyxie volontairement provoquée fut pratiquée, dans une finalité exclusivement médico-légale, sur un patient censé être en état de mort cérébrale. Mais, pendant plus d'une semaine, un doute demeura sur la réalité du décès, tandis que les commentaires et les protestations emplissaient la presse. « On peut penser que l'émotion manifestée dans l'opinion publique a été due en partie au fait que l'on ne savait pas avec précision si M.L. (le patient) était vraiment dans un coma dépassé. » (*Le Quotidien du médecin*, 2 mars 1988) Cette seconde « affaire » prit la dimension d'un scandale national. Elle contribua à brouiller la frontière entre la vie et la mort ; elle renforça aussi les réticences déjà très vives envers toute forme d'expérimentation sur les « comateux », catégorie qui englobe, dans l'esprit de beaucoup, les patients en état végétatif et en « coma dépassé » (mort cérébrale).

Commission nationale américaine, le Rapport Belmont (4) : il n'est pas acceptable que les inconvénients et les risques d'une recherche soient supportés par certains groupes de la population alors que le bénéfice du savoir obtenu irait à d'autres groupes.

La fin du Rapport Belmont mérite d'être citée intégralement : elle récapitule ce qui vient d'être dit, en établissant un rapport entre principe d'équité et protection des sujets vulnérables.

> « Il existe un cas particulier d'injustice : celle qui provient de l'implication de sujets vulnérables. Certains groupes, tels que les minorités raciales, ceux qui sont économiquement défavorisés, les grands malades et ceux qui vivent en institution peuvent être constamment sollicités pour devenir des sujets de recherche, en raison de leur immédiate disponibilité et parce que la recherche est menée dans le cadre où ils vivent. Parce qu'ils se trouvent dans une situation de dépendance et que souvent leur capacité de consentir librement est compromise, ils doivent être protégés contre le danger d'être engagés dans la recherche uniquement parce qu'elle convient à l'administration ou qu'en raison de leur maladie ou de leur condition socio-économique il est facile de les manipuler. (4) »

Ce texte s'applique parfaitement au groupe formé par l'ensemble des patients en état végétatif et exprime bien, à notre avis, ce qui a été intuitivement perçu à l'annonce de l'expérience menée en mai 1985.

L'accepter conduit à récuser catégoriquement la proposition faite (1) de « rentabiliser » les patients en EVC. Il serait totalement inacceptable de les traiter comme une « réserve de matériel de recherche ». On peut espérer que, si ce n'est pas encore le cas, un consensus sera rapidement obtenu sur ce point. Le Comité consultatif national d'éthique français a pris fermement position (8, 9) ; ses Avis ont, semble-t-il, été largement acceptés.

QUELLES RÈGLES ÉTHIQUES ADOPTER ?

De la réflexion menée jusqu'à présent peut-on conclure qu'il est contraire à l'éthique d'inclure des patients en état végétatif dans un projet de recherche ? Evidemment, non. Nous avons seulement interprété la controverse qui s'est déployée en France depuis 1985, et porté un jugement sur *une* expérience fortement contestable et sur des propositions inacceptables. Rien de plus. Cela a certes permis d'expliciter deux principes généraux qui devront guider la suite de la réflexion. Mais il est indispensable de parvenir à des recommandations plus concrètes, plus précises.

Ces recommandations doivent-elles être *spécifiques* aux sujets en état végétatif ? A notre avis, non. On peut d'abord remarquer que c'est le fait de considérer l'ensemble des patients en EVC comme un groupe totalement singulier qui a conduit à des propositions inacceptables. Il est vrai que l'absence de toute capacité d'expression crée une situation humaine très particulière pour les familles et les soignants. Nous en avons tenu compte dans un chapitre précédent en abordant la question des décisions à prendre à propos des *soins*. Mais en ce qui concerne la *recherche*, les principaux éléments à prendre en considération sont la capacité d'apporter un *consentement* et *l'intérêt* du projet de recherche pour ceux qui y sont soumis (7). Or, sur ces points, l'état végétatif ne se distingue guère d'autres situations. Nombreux sont les malades qui ne peuvent recevoir aucune information, ni formuler le moindre consentement, et sont dans un état de totale dépendance. Tous sont très vulnérables. Tous ont donc droit à être protégés contre des initiatives intempestives, mêmes si une spéciale vigilance s'impose vis-à-vis de ceux qui sont en état végétatif.

Le consentement

Il est désormais reconnu dans les sociétés occidentales qu'aucune recherche ne doit être menée sans un consentement : en principe celui du sujet lui-même ; à défaut, lorsque le sujet se trouve dans l'incapacité de faire et d'exprimer un tel choix, celui d'une personne habilitée à prendre cette décision à sa place. Certains disent, qu'en ce cas, il faudrait parler seulement d'« autorisation » et non de consentement (5). Quoi qu'il en soit, en l'absence d'un tel consentement ou autorisation, aucun acte de recherche ne doit être engagé *.

Cela soulève évidemment de nombreuses questions théoriques ou pratiques. A quel titre quelqu'un peut-il se juger en droit de consentir à une recherche au nom et à la place d'autrui ? Les théories s'opposent sur ce point (5) ; nous n'entrerons pas dans le débat. D'autre part, qui habiliter ? La réponse s'impose d'elle-même pour les mineurs : les parents ; il n'en va pas de même lorsqu'on envisage de mener une recherche sur des sujets majeurs et que ceux-ci ne peuvent ni recevoir une information ni formuler le moindre acquiescement. On doit tenir compte de facteurs socio-culturels, notamment de la force des liens de parenté et du rôle reconnu aux familles dans une civilisation déterminée. Selon les lieux et les époques, différentes réponses sont ainsi apportées à la question de la représentation des sujets majeurs.

En France, fin 1988, le législateur a tranché de façon très restrictive (13). Pour un sujet majeur qui ne peut apporter un consentement à un acte de recherche, seul est habilité à consentir à sa place le tuteur désigné par la justice (sous le contrôle, le cas échéant, du conseil de famille ou du juge des tutelles). Dans les cas, fréquents, où aucune démarche n'a été antécédemment entreprise pour faire reconnaître l'incapacité du patient et le placer sous tutelle, la prescription de la loi est claire, abrupte : on doit se limiter aux soins « centrés sur la personne du patient » (14) et s'abstenir de tout acte de recherche **.

* Il y aurait lieu, évidemment, de définir ce que l'on entend par « recherche médicale effectuée *sur* l'être humain ». Dans ce chapitre nous entendons par ce terme toute étude destinée à parvenir à des *conclusions médicales générales* (ce qui est impliqué par le mot de recherche), requérant, dans ce but, une action *sur* le corps ou le psychisme humain. Il ne faudrait pas confondre acte de recherche et emploi d'une thérapeutique nouvelle dans le seul intérêt du patient (10,11,12). Une simple observation ou l'exploitation de dossiers médicaux ne sont pas soumises aux mêmes règles que la recherche effectuée *sur* l'homme... Tout cela mérite une réflexion approfondie (10,11,12). De plus, comme il arrive souvent en éthique médicale, les frontières n'apparaissent pas, dans certains cas, de manière claire et évidente !

** La loi prévoit une exception pour les « *situations d'urgence* » dans lesquelles on pourra se contenter du consentement des proches « s'ils sont présents » (Art. L 209-9). Le libellé de la loi fait appel

L'intérêt du patient

Le second élément important à examiner pour juger de l'acceptabilité éthique d'un projet de recherche sur un patient en état végétatif est évidemment l'intérêt pour celui-ci d'être soumis à la recherche envisagée. Le terme d'*intérêt* doit ici être nettement distingué de celui de *bénéfice* tel qu'il est employé par la législation française : ce qui compte en dernier ressort pour un patient, ce n'est pas seulement le bénéfice attendu pour lui, mais le rapport entre ce bénéfice et les *préjudices* redoutés (7, 11).

Nous avons récusé dans le chapitre précédent qui examinait les décisions à prendre à propos du niveau des soins, une telle comparaison entre bénéfices et préjudices (ou charges), en arguant du fait qu'il est difficile de les apprécier chez un patient incapable de toute expression. Mais, en ce qui concerne la recherche, comme un tel malade a droit à une spéciale protection, on considérera comme préjudice tout ce qui serait jugé tel pour un autre patient, par exemple tout acte réputé douloureux. Même si l'on n'est pas certain que la douleur soit perçue ! Cela fera peut-être renoncer à des études qui en fait n'auraient aucunement nui aux patients en état végétatif. Mais le doute demeurant sur les préjudices réels exige une telle attitude de prudence.

Lorsqu'une recherche présente pour de tels patients un intérêt manifeste, la réponse éthique est claire : cette recherche est acceptable, à condition que soient observées les règles générales concernant l'expérimentation sur l'homme, et spécialement les exigences relatives au consentement ; en France, aussi bien la loi (13) que les Avis (8, 9) du Comité consultatif national d'éthique (CCNE) l'admettent explicitement.

La question la plus importante et la plus difficile est cependant autre : est-il envisageable de soumettre des patients en état végétatif à une recherche, lorsque celle-ci ne présente pas pour eux un intérêt individuel direct ? La loi française l'admet à certaines conditions (13). Le CCNE a une position moins claire. Voici en effet la conclusion à laquelle il parvenait en 1989 :

> « Il n'est en effet guère possible d'imaginer plus vulnérables à l'exploitation scientifique éventuelle que ces sujets sans conscience évocable ni perceptible. Ils ne sauraient donc être sollicités pour les besoins d'une recherche sans rapport avec leur état pathologique, et sans que l'on puisse envisager qu'ils puissent tirer un bénéfice personnel des résultats de cette recherche, concernant une meilleure compréhension du mécanisme physiopathologique ou du traitement des états végétatifs chroniques. (9) »

Comme nous l'avons fait plus haut, le CCNE insiste sur la vulnérabilité des sujets en état végétatif (plus précisément : en EVC). Il met donc en garde contre une « exploitation scientifique » abusive, et n'accepte que des recherches « en rapport avec l'état pathologique » de ces patients. Mais on peut noter qu'il accepte des recherches de nature physiopathologique, tout en invoquant un « bénéfice personnel ».

---

implicitement au concept de « consentement anticipé » du patient lui-même. On viderait cette législation de son contenu si on n'interprétait pas de façon restrictive la notion de « situation d'urgence ». Celle-ci peut être invoquée, par exemple, au tout début d'une réanimation, lorsqu'un patient est amené dans le coma. Mais les « situations d'urgence » sont certainement très rares au cours de l'évolution d'un état végétatif.

De telles recherches sont indéniablement utiles ; elles peuvent bénéficier à long terme à tous ceux qui sont atteints d'une même maladie ou d'un même handicap. Elles ont donc un intérêt *collectif*. Mais il est plus sage de reconnaître que le bénéfice *individuel*, pour les sujets qui y sont soumis, demeure très aléatoire.

Ainsi le CCNE n'ose pas admettre comme légitimation d'une recherche médicale le bien commun de la société ou d'un groupe de malades ou handicapés. Il se révèle ainsi tributaire de l'histoire du corps médical français qui a constamment essayé de justifier les études scientifiques qu'il entreprenait par un bénéfice thérapeutique individuel réel ou – parfois – illusoire (12).

Il vaut mieux reconnaître ouvertement, sans mauvaise conscience, qu'on mène en France, sur des malades hospitalisés, des recherches dont l'intérêt est collectif, et non pas individuel pour ceux qui y sont soumis. En ajoutant aussitôt ceci : elles ne sont acceptables que si l'intérêt de ces derniers sujets ne leur est pas *sacrifié* ; ce qui implique que, si le bénéfice individuel est pratiquement nul, les préjudices éventuels ne doivent être que minimes.

Ce qui précède vaut d'une manière générale. En ce qui concerne les patients en état végétatif, le principe d'équité exige en outre que ne soient menées sur eux que des études « en rapport avec leur état pathologique », selon les termes du CCNE (9), « utiles à des personnes présentant les mêmes caractéristiques de handicap » selon la loi française qui ajoute : ces études doivent « ne pouvoir être réalisées autrement » (13), c'est-à-dire sur d'autres catégories de malades. Ces formulations sont à la fois justes et claires.

Le devoir de veiller à une spéciale protection des patients en état végétatif en raison de leur grande vulnérabilité conduit de plus à se montrer très exigeant dans l'appréciation des préjudices éventuels. Les comités appelés à exprimer un avis se doivent donc d'examiner très attentivement les protocoles qui incluraient de tels patients et de récuser tous ceux qui laisseraient craindre des préjudices un tant soit peu importants. Bien évidemment le risque lié à une anesthésie générale dépasse le niveau acceptable, s'il n'est pas contrebalancé par un bénéfice plus important. Aucun comité d'éthique n'aurait donc, à notre avis, accepté, s'il lui avait été soumis, le principe de l'expérience évoquée au début de ce chapitre (d'autant plus qu'elle n'avait « aucun rapport » avec l'état végétatif).

CONCLUSION

Ce chapitre n'a pas eu la prétention de développer toute une éthique de « l'expérimentation sur l'homme ». Des ouvrages lui sont consacrés (11, 15, 16) ; nous nous permettons d'y renvoyer le lecteur. Nous n'avons fait qu'examiner quelques questions posées par les états végétatifs ou d'autres situations proches. Les remarques ainsi faites demeurent évidemment partielles. Elles ont besoin d'être complétées par une réflexion plus générale.

Une conclusion se dégage cependant du parcours de réflexion entrepris : malgré l'intense émotion suscitée en France par une expérience pratiquée sur un sujet en EVC et par une autre réalisée sur un patient qui était sans doute en état de mort cérébrale, il n'y a pas de raison de s'opposer systématiquement, par principe, à ce que des patients en état végétatif soient l'objet de recherches médicales. Des actes de recherche sont éthiquement acceptables, qu'il y ait ou non « bénéfice individuel direct » (13), lorsque sont remplies simultanément un certain nombre de conditions.

– Un consentement est toujours requis ; il ne peut être formulé, en France, que par les parents d'un enfant mineur ou un tuteur désigné par la Justice.

– La recherche envisagée doit être en rapport avec l'état végétatif et ne pouvoir être réalisée sur d'autres catégories de patients.

– Elle doit reposer sur des arguments scientifiques solidement établis et être suffisamment bien conçue de façon à laisser espérer des résultats importants pour l'ensemble des patients en état végétatif ou du moins certains d'entre eux.

– Les préjudices redoutés doivent être minimes, ou compensés par un bénéfice supérieur. En cas de doute sur l'ampleur du préjudice, on pourra employer diverses méthodes d'évaluation ; on retiendra l'estimation supérieure.

– Tout projet de recherche sera soumis à un Comité indépendant habilité à formuler un avis. Ce Comité se doit de faire preuve d'une vigilance attentive.

Ces conditions se révéleront peut-être draconiennes, et mettront sans doute obstacle à bien des projets. Elles doivent cependant être observées, en raison de la protection due à des patients spécialement vulnérables.

BIBLIOGRAPHIE

1. Milhaud A., *Testaments de vie*, Editions Bernard Barrault, Paris, 1988.
2. Nau J.-Y., Les comas de laboratoire, *Le Monde*, 20 novembre 1985,19-20.
3. Slama A.G., Une victoire du nihilisme, *Le Figaro*, 15 décembre 1988.
4. The National Commission for the Protection of Human Subjects of Biomedical and Behavioral Research, Le rapport Belmont, Principes d'éthique et lignes directrices pour la recherche faisant appel à des sujets humains, *in* : Centre de bioéthique de l'Institut de recherches cliniques de Montréal, *Médecine et expérimentation*, Les Presses de l'Université Laval, Québec, 1982.
5. Lebacqz K., Profil et analyse des recommandations de la Commission nationale, *in* : *Médecine et expérimentation*, *op. cit.* ; cf. réf. (4).
6. Delmas-Marty M., Droits de l'homme et conditions de validité d'un droit de l'expérimentation humaine, *in* : Fondation Marangopoulos pour les Droits de l'Homme, *Expérimentation biomédicale et Droits de l'homme*, Presses Universitaires de France, Paris, 1988.
7. Verspieren P., Les recherches « sans bénéfice individuel direct », *Laennec* 1990, *38* (5), 5-8.
8. Comité consultatif national d'éthique (CCNE), Avis sur les expérimentations sur les malades en état végétatif chronique, *in* : CCNE, *Ethique et recherche biomédicale. Rapport 1986*, La Documentation française, Paris 1987, 27-28.
9. Comité consultatif national d'éthique (CCNE), Rapport « Ethique et neurosciences », 1989, chap. 3 : Etats végétatifs chroniques, problèmes éthiques, *in* : CCNE, *Ethique et recherche biomédicale. Rapport 1989*, La Documentation française, (à paraître).
10. Levine R.J., Clarifying the concepts of research ethics, *Hastings Center Report* 1979, *9* (3), 21-25. Traduction française : Clarifier les concepts de l'éthique de la recherche, *in* : *Médecine et expérimentation*, *op. cit.* ; cf. réf. (4).

11. Fagot-Largeault A., *L'homme bioéthique. Pour une déontologie de la recherche sur le vivant*, Maloine, Paris, 1985.
12. Verspieren P., L'expérimentation sur l'homme. Analyse d'une loi, *Etudes* 1989, *370*, 763-775.
13. Loi n° 88-1138 du 20 décembre 1988, modifiée par la loi n° 90-86 du 23 janvier 1990, *in* : *Journal Officiel de la République française*. Lois et décrets 1988, *120*, 16032-16035, et 1990, *122*, 1013.
14. Levine R.J., Controlled clinical trials : ethical problems, *in* : Champey Y., Levine R.J., Lietman P.S., Development of new medicines : Ethical questions, Royal Society of Medicine Services, London, New York, 1988.
15. *Médecine et expérimentation*, *op. cit.* ; cf. réf. (4).
16. *Expérimentation biomédicale et Droits de l'Homme*, *op. cit.*, cf. réf. (6).

Conclusion

M.-H. Boucand, J.-R. Le Gall, F. Tasseau, P. Verspieren

A l'issue d'une concertation prolongée et d'un travail véritablement interdisciplinaire, les auteurs du présent ouvrage sont convaincus de la nécessité de la poursuite des recherches sur les états végétatifs chroniques (EVC), dans les domaines de la médecine, de la philosophie, de l'éthique et du droit. Ils n'excluent pas que l'on puisse à l'avenir distinguer à l'intérieur de l'ensemble des EVC des états particuliers méritant un examen spécifique. Néanmoins, sur la base des connaissances actuelles, il leur apparaît possible de poser un certain nombre d'affirmations.

L'état végétatif est un état clinique aux critères bien définis ; il est caractérisé essentiellement par l'absence de toute manifestation des fonctions supérieures, de toute réponse reconnaissable aux messages adressés au patient et aux stimulations quelles qu'elles soient. L'état végétatif doit être distingué nettement d'une part de la mort cérébrale, d'autre part du Locked-in syndrome ou du mutisme akinétique. Son diagnostic exige un examen minutieux, répété, pratiqué par des médecins et des soignants formés à l'approche de cette pathologie.

L'affirmation de l'irréversibilité repose principalement sur l'absence d'évolution positive, malgré la mise en œuvre de techniques visant à stimuler l'éveil, pendant une durée suffisante. Il apparaît raisonnable de retenir le délai d'une année. Ce délai peut être abrégé, en cas d'association d'éléments pronostiques défavorables.

Pour éviter des décisions inadaptées ou incohérentes et alléger le désarroi actuel de bien des soignants et des familles, il est nécessaire que les professionnels de la santé reçoivent, à propos de l'état végétatif, une information et une formation suffisamment approfondies. Il est en outre indispensable de s'accorder sur le vocabulaire. L'expression de « coma chronique », encore largement employée, devrait désormais être rejetée. Il apparaît souhaitable de ne retenir que le terme d'état végétatif, et celui d'état végétatif chronique pour désigner les situations qui permettent d'affirmer l'irréversibilité.

Ni mourants ni déjà morts, les patients en EVC, a fortiori ceux qui sont dans un état végétatif, appartiennent à la communauté humaine. Totalement dépendants, privés de toute capacité d'expression sans que l'on puisse affirmer qu'ils soient inconscients, ils ont droit à un respect d'autant plus grand qu'ils sont entièrement démunis.

Les patients en état végétatif devraient bénéficier non seulement des soins et traitements médicaux requis par leur situation mais aussi, dans toute la mesure du possible, de techniques destinées à stimuler l'éveil. A partir du moment où l'on a affirmé l'irréversibilité, il ne convient plus de chercher à obtenir cet éveil ; il est en outre souhaitable que les questions relatives aux soins et aux traitements soient examinées par les médecins responsables en concertation avec l'équipe soignante, avec la participation de la famille. Seule cette attitude de dialogue permet d'éviter des conflits douloureux et de prendre la décision humainement la plus satisfaisante lorsque surviennent des complications intercurrentes. S'il est légitime, dans bien des cas, de s'abstenir de traiter ces affections intercurrentes, le devoir de venir en aide aux plus démunis et de ne pas les abandonner requiert, en règle générale, de maintenir la nutrition et l'hydratation.

Le retour au domicile des patients en EVC représente pour les familles une charge extrêmement lourde, et exige d'elles des ressources personnelles, familiales et sociales hors du commun. Dans le cadre d'un jeune couple, cette solution hypothèque gravement l'avenir du conjoint. Le retour au domicile parental risque d'enfermer la mère dans une relation exclusive pleine de dangers pour elle-même et la constellation familiale. Le regroupement des patients en EVC dans des unités de soins spécialisées n'apparaît pas non plus souhaitable. Il est donc nécessaire soit d'adapter les institutions sanitaires existantes, soit de créer des lieux d'accueil non exclusivement réservés à ces patients, répartis sur le territoire, avec un personnel spécialement formé. Il s'agit de veiller à ce que les patients soient soignés avec compétence et respect, et à ce que les familles puissent maintenir un contact avec leur proche parent et recevoir un soutien approprié. Cette question des lieux d'accueil et de soin est l'une des plus importantes et des plus difficiles qui soient posées par les EVC ; elle mérite une réflexion approfondie de la part des responsables de la santé publique, au plan national et même international.

Quel que soit le lieu d'accueil, la famille est soumise à une épreuve extrêmement lourde, aggravée par la difficulté de comprendre la nature de l'état végétatif. Dès la phase initiale de réanimation, l'information donnée et la manière de la transmettre revêtent une importance primordiale ; en dépendront les réactions ultérieures. A chacun des stades d'évolution, le médecin a la tâche d'expliquer, de vérifier ce qui a été compris, d'adapter son langage, de pondérer ses dires en fonction de ce que ses interlocuteurs sont capables d'entendre. Cela exige de lui une grande disponibilité, mais cette recherche de communication permet seule d'établir une relation de confiance sans laquelle la famille serait plongée dans un total désarroi et risquerait d'adopter les attitudes les plus irrationnelles.

La protection juridique des patients en EVC mériterait une réflexion approfondie ; en effet le droit actuel, en France, ne fait guère de place aux situations de totales dépendance et absence de communication, et à la représentation des personnes placées dans cet état.

Il en va de même pour la couverture sociale ; bien des familles doivent supporter elles-mêmes des frais qui se révèlent élevés et qui ne sont guère pris en charge par la collectivité. Il serait en outre souhaitable de parvenir à une jurisprudence claire en ce qui concerne les modalités d'indemnisation par les compagnies d'assurance. D'une manière générale, il conviendrait d'aplanir les difficultés juridiques et administratives de toutes sortes qui créent une source supplémentaire de fatigue et de désarroi pour les familles.

Par contre, malgré l'émoi qu'elle a suscité en France, l'expérimentation sur les patients en EVC ne suscite guère d'hésitations d'ordre éthique ou juridique ; en effet, les règles communément admises aujourd'hui suffisent pour apprécier la légitimité des recherches biomédicales sur ces patients. Elles prévoient les cas de totale dépendance et d'incapacité de formuler le moindre consentement. Vu la grande vulnérabilité des patients en EVC, les comités chargés d'examiner les projets de recherche sont néanmoins tenus de faire preuve d'une grande vigilance.

L'EVC est une condition déroutante et redoutable ; il importe donc d'en prévenir la survenue. Les études portant sur la prévisibilité d'une évolution inéluctable du coma vers un EVC doivent donc être poursuivies. Mais, plus fondamentalement, il est devenu indispensable d'informer l'ensemble de la population, de manière à susciter une prise de conscience des conséquences des conduites automobiles agressives et imprudentes et à faire accepter une surveillance médicale régulière de la part des personnes atteintes d'une pathologie à risque.

Table des matières

Achevé d'imprimer sur les presses
du Groupe Média Calligraphy - Rennes
Dépôt légal 1er trimestre 1991